实用骨科
理论进展与临床实践

杜玉辉 等◎主编

国家一级出版社 中国纺织出版社 全国百佳图书出版单位

图书在版编目（CIP）数据

实用骨科理论进展与临床实践 / 杜玉辉等主编. --
北京: 中国纺织出版社，2018.11（2020.6重印）
ISBN 978-7-5180-5717-7

Ⅰ. ①实… Ⅱ. ①杜… Ⅲ. ①骨疾病—诊疗 Ⅳ.
①R68

中国版本图书馆CIP数据核字（2018）第280664号

策划编辑：樊雅莉　　　　责任校对：寇晨晨　　　　责任印制：王艳丽

中国纺织出版社出版发行

地址：北京市朝阳区百子湾东里A407号楼　邮政编码：100124

销售电话：010—67004422　传真：010—87155801

http://www.c-textilep.com

E-mail: faxing@c-textilep.com

中国纺织出版社天猫旗舰店

官方微博http://weibo.com/2119887771

北京虎彩文化传播有限公司印刷　各地新华书店经销

2018年11月第1版　2020年6月第6次印刷

开本：710×1000　1/16　印张：10.75

字数：207千字　定价：58.00元

凡购本书，如有缺页、倒页、脱页，由本社图书营销中心调换

前　言

　　随着医学理论的不断创新和医疗新技术的不断涌现，人们对疾病的认识在不断深入，同时疾病的诊断和治疗技巧也在发生着巨大的变化。为了适应现代骨科医学的快速发展，及时掌握疾病的诊断与治疗技巧，编者在参考国内文献的基础上结合自身经验编写了本书。

　　本书系统地介绍了骨折概论、上肢创伤、下肢创伤、脊柱疾病、关节疾病的理论基础及临床诊治。全书内容新颖、翔实、条理清晰，是一本实用性的医学著作。

　　本书编者在编写过程中对稿件进行了多次修改，力求完美。但由于编写时间有限、篇幅所迫，疏漏之处恐在所难免，恳请广大读者不吝赐教，以供今后修改完善，不胜感激。

编　者
2018 年 11 月

目　　录

第一章　骨折概论

第一节　骨折定义与分类

一、定义

骨折即骨的完整性或连续性的中断,它也包括骨骺分离和骺板折断。骨折常合并周围的软组织损伤,如皮肤、肌肉、肌腱、血管、神经、韧带以及关节囊损伤等。这些损伤与骨折的治疗、修复以及功能恢复均有密切关系。骨折的成因主要包括:

1.直接暴力　骨折发生在暴力直接作用的部位。例如,车轮撞击小腿,胫腓骨骨干在被直接撞击的部位发生骨折。

2.间接暴力　暴力通过传导、杠杆或旋转作用使远处发生骨折。例如,走路滑倒时,以手掌着地,根据跌倒时上肢与地面所成之不同角度,可发生桡骨远端骨折、肱骨髁上骨折或锁骨骨折。

3.肌拉力　肌肉突然猛烈收缩,可拉断肌肉附着处的骨质。例如,在骤然跪倒时,股四头肌猛烈收缩,可发生髌骨骨折。

4.积累性劳损　长期、反复、轻微的直接或间接外力(例如,远距离行军时)可集中在骨骼的某一点上发生骨折,如第二、第三跖骨及腓骨干下 1/3 的疲劳骨折。骨折无移位,但愈合慢。

5.骨骼疾病　以上 4 种均系健康骨骼受各种不同暴力作用而断裂,称为外伤性骨折。病变骨骼(例如,骨髓炎、骨肿瘤等)遭受轻微外力即断裂时,称为病理性骨折。

二、分类(AO 分类)

(一)概述

所有临床活动,包括检查及治疗、研究及评价、教与学等必须以可靠的、经适当处理的、清晰表达且容易提取的数据为基础。随着收集到的信息量的增加,越来越清楚地显示,需要找到某种方法将这些信息条理化,使数据易于储存及提取。这意味着需要发展一种实用的骨折分类系统。骨折分类并不是新概念,与此相反,几乎每一种骨折都有其自身的分类,这在实际操作中具有非常大的价值。例如,可根据骨折处是否与外界相通分为闭合性骨折和开放性骨折;根据骨折的形态和程度分为不完全骨折和完全骨折;根据复位后是否容易发生再移位分为稳定骨折和不稳定骨折;按骨折的部位分为骨干骨折、关节内骨折、干骺端骨折;按骨折发生时间可分为新鲜骨折和陈旧骨折等。但是,这些分类通常都自立基准,缺乏互相协调,而且被证明无法用来比较不同治疗方案之间的效果。

M. E. Muller 曾经说过,一个分类方法是否有用,在于其是否能反映骨损伤的严重程度,且能否作为指导治疗及判断结果的基础。因此,Muller 及其同事建立了AO 小组进行骨折分类系统研究。AO 分类不仅用来记录所有的骨折,而且有助于从生物力学及生物学的角度来理解这些骨折。Muller 系统的优点在于它提供了一个使医师可以对骨损伤进行判断、鉴别及描述的框架。此系统真正遵循了 Muller 所提出的要求。系统所采用的字母、数字符号表达方式可方便医师按需要对骨折进行评价、记录及储存其临床所见。

随着我们对骨折的进一步理解,以及新的治疗方法的不断出现,骨折的分类应该既能够保持其连贯性,又具有可修改性。特别是在新的治疗手段可能对结果的预测及评价造成影响时更为重要。因此,以下仅介绍 AO 骨折分类。

(二)骨折分类的原则

在完全应用这一系统时,首先必须按照 Muller 的描述清楚地了解及判读骨折的本质,因为这将决定骨折的特性并成为其分类的基础。第二步便是将骨折的根本特征以文字的方式记录下来,接下来的挑战便是如何处置该骨折及对可能的疗效作出预测。解读这一分类的关键在于对骨折的准确描述。按照创伤骨科学会(OTA)系统,每一块骨及每一区域的骨均被编号,每一长骨被分成 3 个节段。

1.分类计划　首先将每一骨骼的骨折分为 3 型,再进一步分为 3 组及其亚组。形成一个 3—3—3 的递进式等级结构。而将骨折由组进一步分为亚组的工作,通常只有在手术中对骨折的细节进行充分了解后才能建立。根据骨折形态的复杂性、治疗的难易度及预后将这些组及其亚组按照从易到难的顺序进行排列。在此分类中,任何骨折均可通过对以下问题的解答得出其所属类型:

(1)哪一块骨?

(2)骨的哪一节段?

(3)哪一型骨折? 属于哪一组?

（4）属于哪一亚组？

2.骨、节段、分型及分组　亚组代表了同一组内 3 种不同的特征。每一组骨折可以再细分为 3 个亚组，分别以编号 1、2、3 表示。这样每一骨节段共有 27 个亚组，而每一块骨可分为 81 个亚组。

在其二元式概念里，依然保存现在的三阶段式结构，但在每一层次都必须在 2 个答案中作出 1 个选择。例如，当一个长骨骨折被确认为骨干骨折后，首先要回答关于其严重程度的双选题："这是一个单纯骨折，还是多碎片式骨折？"如果骨折被确认为单纯骨折，即 A 型，下一个问题是有关损伤机制的："骨折由螺旋引起，还是由弯曲引起？"如果由螺旋引起，该骨折被分类为 A1。双选题的另外一个好处在于如果无法对 2 个答案作出选择，则提示影像学资料可能不够完善，需要提供更多信息。

在图解中，骨折的严重程度依绿色、橙色及红色而递增。例如，A1 表示骨折的预后最好，而 C3 代表预后最差。这样，在确定骨折分类所需的信息时，已经可以对其损伤机制、严重程度及预后作出某种程度的判断。

3.骨折诊断编码　在此系统中，按照解剖部位及形态学特征对骨折作出诊断。通过回答以上提出的问题，使用一种五元字母数字编码描述骨折：□□—□□.□。此五元编码由代表解剖部位的首 2 位数字（骨及骨节段）、其后代表骨折类型的字母及最后代表骨折形态学特征的 2 位数字组成。使用此系统时，首先应清楚了解各个字母及数字所代表的意义。各个骨的数字代号已被制定并可在图中查到。需要特别注意的是桡骨和尺骨、胫骨和腓骨分别被作为一个长骨处理。

（1）骨的节段：一个长骨通常可被分为 1 个骨干部，2 个骨骺部和 2 个干骺部。长骨中段与端段的分界由以下方法决定：以骨骺部最宽的部分为边长画一个正方形，其范围内为端段，范围外为中段。

在此分类中，干骺部与骨骺部被作为一个节段，因为干骺部骨折的形态学特征会影响关节骨折的治疗和预后。

在此，需要特别提出骨折中心这一重要概念。按照这一概念，即使当一个无移位的骨裂贯穿关节时，也有可能根据其中心所在将其分类为中段（骨干部）骨折。在决定骨折的解剖部位前，必须先确定其骨折中心。

（2）骨折中心：单纯骨折的中心很容易确定。楔形骨折的中心是指楔形最宽处。而一个复杂骨折的中心通常只有在复位后才可判断。

当列出所有骨折后，便可以对其进行编码。虽然骨折的类型及分组均很易确定，但是对亚组的判定则多在复位后才可作出。

（3）长骨：骨折的解剖部位由 2 个数字代表，1 个代表骨，另 1 个代表骨节段。

①骨：尺桡骨与胫腓骨一样被看作一个骨干，因此全身共有 4 处长管状骨。1＝肱骨；2＝桡尺骨；3＝股骨；4＝胫腓骨。

②骨折类型：在骨近段（－1）或远段（－3），所有骨折都可分为 A、B 及 C 3 型。

③组、亚组、限定及修改：不管哪一个骨的节段发生骨折，当它被确定为 A、B 及 C 型后，均可通过回答双选题来将其分组（1,2,3）。需要时，这些组又可细分为亚组（.1,.2,.3）。在特别复杂的情况下，这些亚组还可细分下去，称为限定。

（4）软组织损伤的分类：在对开放性或闭合性骨折进行分类时，有许多不同的变数，包括皮肤损伤（IC,IO）、肌肉及韧带损伤（MT）及神经血管损伤（NV）。

（5）脊柱损伤的分类：与 Muller 对长骨的分类相同，脊柱损伤也依其严重性及解剖位置按等级划分。

骨折的严重程度由 A 型到 C 型渐增，同样的方式也适用于组及组以下亚组分类中。脊柱损伤的分级首先由其稳定性决定，同时尽可能地考虑其预后。

对脊柱骨折进行分类应充分照顾到不同的脊柱水平所具有解剖特性的差异。脊柱（编号 5）主要分为 4 个节段，除骶骨作为一个整体外，其他的锥体各自构成 1 个亚节段。通常依照放射学所见的典型损伤特征将之进行分型。对不同分型的主要损伤机制可大致叙述如下：

①A 型：压力负荷，引起压缩性或爆裂性骨折。

②B 型：张力负荷，引起横向牵拉性损伤。

③C 型：轴向扭力，引起旋转性损伤。

因为在下部颈椎（51.03 到 51.05），由张力负荷引起损伤远较轴向扭力严重，所以张力负荷引起的损伤被归为 C 型，而轴向扭力则被归类为 B 型。

（6）骨盆环损伤的分类：骨盆损伤的分类是在 M. E. Mulller 等人所提议的通用 AO 分类命名法，及 M.Tile 等人提议的分类命名法的基础上作出适当调整而制定的。此分类同样分为骨（6），节段（1,2），分型（A,B,C）及分组（1,2,3）。此分类还可依照专科医师或临床研究的特殊需要，进一步分为 3 个亚组（.1,.2,.3）及其限定。

骨盆环损伤可按解剖部位分为前部损伤、后部损伤及前后部联合损伤。

骨盆前部或前支损伤可表现为：

①耻骨联合分离。

②单侧或双侧耻骨支骨折，可能伴有耻骨联合分离。

③腹直肌起点撕脱。

④复合损伤。

骨盆后部或后支损伤可以为单侧或双侧,它可能包括:

①髂骨:髂骨骨折通常由坐骨大切迹延伸至髂嵴,但也可延伸至髋臼的后柱部分。

②骶髂关节:骶髂关节损伤可以是单纯关节脱位,但更常见的是伴有部分骶骨或髂骨骨折。

③骶骨:骶骨骨折可以是垂直骨折,或骶臀线以下的横向骨折。垂直骨折在骨盆环骨折时常见,横向骨折则为真正的脊柱损伤。

判断骨盆环损伤稳定性的最重要因素是后部结构有无移位。所有骨盆环损伤,可根据其后部骨或韧带损伤的程度分为稳定、旋转不稳定,但垂直稳定或旋转及垂直均不稳定。任何使骶臀线连续性中断的损伤均表示骨盆后部有复合移位。

(7)髋臼损伤的分类:我们对髋臼骨折及其分类的了解主要来自于 Judet 及 Letournel 的工作。在日常处理髋臼骨折时,Letournel 所提倡的分类得到了广泛的应用。

解剖上,髋臼损伤一方面可被分为部分关节或全关节骨折,另一方面又可分为单柱或双柱(前柱及后柱)骨折及横向骨折。

(8)足部骨折的分类:AO 足及踝部专业组建立足部骨折的分类的工作已接近完成。

第二节　骨折的愈合

骨与其他组织不同,具有自身修复的能力,而且在修复过程中产生新骨将骨折处连接,恢复骨原有的大体形态及显微结构,同时也恢复骨的功能,这一现象被称为骨折的愈合。骨折的愈合需要有全身大环境及局部微环境的支持,受到应力、血供、细胞因子等的调控作用,同时不同部位的骨折或同一部位骨折的不同治疗方式,均可以导致不同方式的骨折愈合,或导致骨折不愈合,延迟愈合或畸形愈合。

一、正常愈合

骨折的愈合是骨折断端间的组织修复。在骨折愈合中,存在着坏死组织(死骨)的清除与新骨(骨痂)的生成 2 个同时进行的过程。骨折断端也逐渐由不稳定、暂时的纤维连接而逐渐变为牢固的骨性连接。

（一）正常愈合的分期

如果对于一个长管状骨，在断端血肿未清除、稳定且未行内固定的情况下，一般经历以下 3 个相互连续的阶段：

1.肉芽组织修复期 此期是骨折后机体的炎症反应阶段。骨折后，局部骨、骨膜、肌肉内的血管因遭受暴力而断裂出血，局部形成血肿。白细胞、巨噬细胞等聚集以清除坏死组织和细胞。血肿内血液在 8h 内即凝集成含有纤维蛋白的血凝块，随后血肿逐步机化，有新鲜血管长入，间充质细胞增生分化活跃。骨断端、血小板及坏死细胞等释放出细胞因子，如血小板衍生生长因子、转化因子、类胰岛素生长因子、血管内皮生长因子等。破骨细胞也进入，对死骨进行吸收。骨膜细胞分化生长活跃，逐渐分化为成骨细胞，为下一步骨折的愈合奠定了物质基础。此期在伤后 2～3 周完成。

2.原始骨痂形成期 外骨膜深层的细胞快速增殖生长，从远离骨折断端的部位开始，形成一层很厚的成骨细胞增殖层，成骨细胞在合适的条件下分化为骨细胞，牢固贴附于骨折断端的骨质上。由于相对的血供不足，骨母细胞转变为软骨母细胞或软骨细胞，局部的血肿机化后的纤维组织一大部分转变为暂时存在的软骨，随后在血供、应力、细胞因子、生长因子等的作用下，软骨经过变性、骨化与成骨，将两骨折断端连接，此时骨折区的损伤组织形成一团在结构上和来源上都是复合性的组织，即骨痂。此过程由骨外膜、骨内膜细胞共同参与而形成外骨痂与内骨痂。内、外骨痂相互融合后，即意味着原始骨痂形成。由于钙化，在 X 线片上形成团块状的骨样组织。这一过程需要 6～12 周。此期过后，骨折断端被骨痂连接，断端已较稳定，达到"临床愈合"。

3.塑形期 原始骨痂形成后，骨内骨小梁的排列尚不规则，哈弗系统没有完全形成，其强度尚未达到正常骨组织的水平，故需要在显微结构及外形上进行改建，即塑形。此期板状骨与幼稚网状骨小梁结合，骨小梁增粗，使最初的松质骨变为结实的密质骨，骨折处被牢固连接，骨小梁按生物力学应力方向沿骨纵轴排列，骨髓腔再通。此过程是在破骨细胞和成骨细胞同时作用下完成的，过程较长，需 2～4 年。有学者提出患者重建的时间会更长，甚至终身都在逐步地塑形。

（二）松质骨愈合

松质骨的愈合有其独特的特点：①松质骨骨小梁相对较细，血运丰富，骨细胞的血供一般不受影响，故不会形成软骨母细胞或软骨细胞，其愈合过程中一般没有形成软骨这一过程。②骨折后，血肿形成较小，血肿块一般很快由邻近骨组织扩散发生机化与钙化，完成骨折的连接，故不像管状骨形成大量的骨痂，其骨痂形成少或缺少骨痂形成。③松质骨骨折的愈合依靠所含的大量骨髓,骨髓细胞可以分化为成骨细胞而直接成骨。④松质骨愈合后由于是骨小梁的直接愈合,故早期强度不够坚强,在愈合后早期可以发生压缩而导致骨折畸形愈合。在骨端松质骨愈合后,应采取一定的保护措施,防止早期负重。

（三）影响骨折愈合的因素

影响骨折愈合的因素可分为患者因素与医源性因素等,患者因素又分为全身因素与局部因素。

1.患者因素　患者的全身因素及局部因素可以直接或间接影响骨折的愈合。

（1）全身因素:年龄对骨折的影响显而易见。老年人骨折愈合时间较长,尤其老年人合并有肾、肝脏疾患和内分泌系统疾病,以及严重的骨质疏松时,都将影响骨折愈合。婴幼儿骨折愈合最快,很少出现骨不连。

某些维生素的缺乏,如维生素C、维生素D、维生素A等的缺乏,以及某些微量元素,如钙、磷、镁等缺乏,均将影响骨折的愈合,如维生素D和钙的缺乏将影响骨痂的形成。

患者是否配合也是很重要的因素,如患者患有智障、严重帕金森病、偏瘫等,由于无法配合骨折治疗中的功能锻炼而影响骨折愈合。患者过度的功能锻炼也可能直接导致治疗的失败。故在治疗前对患者全身状况的评估非常重要。

（2）局部因素

①局部血液供应障碍:血液供应是组织成活和修复的基本条件,血液供应障碍将导致局部骨折不愈合或延迟愈合。某些骨的血供较为特殊,如股骨颈、距骨、腕舟骨、胫骨中下1/3等,其血液供应易因骨折而中断,造成骨折的不愈合或延误愈合。

②损伤程度:较小暴力所引起的骨折,由于断端移位小,局部软组织保存较好,骨膜剥离少,有利于骨折的愈合;而较大暴力所引起的或严重开放性骨折,其骨膜损伤重,局部血供也受到打击而丧失,将影响骨折的愈合。

③骨缺损:骨质缺损将导致骨折的延迟愈合或不愈合。开放性骨折骨质丢失后将造成骨缺损,骨折端不能接触而缺乏骨痂形成的条件,同时软组织的嵌入也妨碍骨痂的连接,造成骨折不愈合。故对开放性或粉碎性骨折,应植骨补充骨量,避免骨缺损形成。

④感染:骨感染后将造成骨细胞、骨膜细胞及周围组织细胞坏死,局部血管阻塞,软组织瘢痕形成等,直接影响骨折的愈合。所以,应尽可能避免感染的发生。感染重在预防,如彻底清创、微创手术、术后大量液体的冲洗、合理应用抗生素以及

保持引流通畅。应避免早期不重视，待感染形成后再进行处理的做法，以免给患者造成灾难性后果。

2.医源性因素　医源性因素是指由于治疗不当或治疗上的条件限制而影响骨折愈合的因素。

(1)骨折固定不确实：骨折的愈合早期为骨痂生成，此期需要在局部有一个相对稳定的条件，以利于血管的长入。如骨折端存在移位或剪切，则新生血管将受损而导致骨折愈合不良。尤其在骨端的剪切应力和旋转应力，对局部血管、纤维连接的破坏尤为严重。常见的固定不确定有石膏或夹板过松、内固定失效、外固定架松动等。

(2)手术操作：在行内固定手术操作中，应遵循微创、少剥离骨膜、不损害血供、固定确实可靠、良好植骨等原则。在牵引中避免过度牵引，对外固定要按期复查等。

(3)药物的影响：有些药物可以加速骨折的愈合，如生长激素，甲状腺素，维生素 D、A，苯妥英钠，以及某些中药制剂等，而有些药物如水杨酸制剂、吲哚美辛、激素、肝素等，会延缓骨折的愈合，在治疗中应避免使用。

3.其他影响骨折愈合的因素　骨折愈合是一个复杂、多因素参与的过程，尚有其他因素可以影响骨折愈合，如电刺激、氧张力、细胞因子、生长因子、应力、微动、局部血肿等。下面仅就应力、血肿在骨折愈合中的作用进行简述。

(1)应力与骨折愈合的关系：骨组织的作用即抵抗应力，使人体在力的作用下产生各种功能。著名的 Woff 定律也阐明了应力与骨量的关系。随着生物力学研究的深入，应力对骨折愈合的影响逐渐为人们所重视。在骨折愈合的各个时期，轴向的压力能够使成骨细胞及成纤维细胞向骨细胞分化，同时由于应力作用使骨痂的排列适应人体的需要，在骨塑形期则是按照骨所承受的应力方向排列骨小梁。剪力、旋转力在早期将损伤骨痂及局部形成的毛细血管与纤维连接，不利于骨折愈合。在骨塑形期，旋转力及剪切力使骨在各个方向上均有一定的强度，有利于骨的重建。

应力的大小也应有一定的范围。内固定加压过紧，将导致骨质的坏死与吸收。在骨折愈合早期，由于局部仅为暂时的纤维连接，故应减少不良应力刺激。在晚期，应加大应力，使骨痂生长良好，尤其在骨重建时，应有足够的应力，使骨重建后可以适应人体的需要。适时拆除内固定，使内固定的应力遮挡降到最小，有利于骨的塑形。应力刺激对骨折愈合的机制尚不清楚。

(2)局部血肿与骨折愈合的关系：骨折后局部将形成血肿。血肿的形成、血凝块的出现以及血肿的机化,是骨痂形成的基础和重要一环。在骨痂形成早期,只有通过血肿的机化,才有毛细血管的长入,成骨细胞向骨折线靠近,从而形成连接内外骨痂的桥梁骨痂,故血肿在骨折愈合中起到桥梁作用。其次,血肿内包含了大量的细胞因子,如在骨折中骨组织、骨髓细胞、血小板凝集后释放的各种因子,如成纤维生长因子、类胰岛素生长因子、血小板衍生生长因子等。有研究表明,血小板本身就是一个巨大的骨生长因子库,其中的生长因子具有比例适当、含量丰富以及自体的优点,已有学者将富血小板血浆应用于促进骨折的愈合,而骨折部位的血肿无疑是天然的血小板聚集区。故血肿在骨折愈合中有重要作用。在临床上,不破坏局部血肿将有益于骨折的愈合。

(四)骨折愈合的时限与标准

常见骨折部位骨折愈合大致时间见表1-1。

表1-1　常见骨折部位骨折愈合大致时间

骨折部位	愈合时间(周)
指(掌)骨	4～8
趾骨	6～8
腕舟骨	＞10
尺桡骨干	8～12
桡骨远端	4～6
肱骨髁上	4～6(小儿);8～12(成人)
肱骨干	8～12
股骨干	8～14
股骨颈	12～24
脊柱	10～12
锁骨	5～7

以上时间为一般情况下的骨折愈合时间,依据不同类型的骨折以及影响骨折的因素,如长斜形骨折较横形骨折易愈合、小儿骨折较老年人骨折易愈合等,应进行具体分析,切不可生搬硬套。

骨折愈合后,如何判断已经愈合,有一个公认的骨折愈合标准:

1.临床愈合标准　判断骨折是否达到临床愈合,应符合以下条件:

(1)骨折部位无压痛、无叩击痛。

(2)自行抬高患肢无不适。

（3）骨折处无反常活动。

（4）X 线片显示骨折线模糊，有连续骨痂通过。

（5）外固定解除后，上肢平举 1kg 物体 1min，下肢连续步行 3min，不少于 30 步。

（6）连续 2 周骨折处无形变。

应注意保护患肢，不应强行评定而造成再次骨折。

2.骨折愈合标准

（1）具备临床愈合标准。

（2）X 线片显示骨折线消失或近似消失。

上述为采用外固定及内固定拆除后的评定标准。骨折处有内固定时，显然不适合用此标准进行评判，而应主要依据 X 线片、骨折线模糊消失、骨痂生长较多、密度与周围皮质骨基本一致、骨小梁已通过骨折端等来判断骨折的临床愈合。

二、骨折延迟愈合

骨折后，经过一定的处理及一定的时间后，骨折端通过骨的修复发生连接，并逐步恢复骨的功能即可认为骨折愈合。若骨折经过治疗后，时间已超过同类型骨折愈合所需要的最长时限，骨痂生成较少或无明显骨痂生成，骨折端仍未连接者，即可认为是骨折延迟愈合。可见，骨折延迟愈合是一个相对的时间概念。由于骨折部位，骨折类型及骨折患者的全身、局部等条件的不同，骨折愈合所需时间也有较大差别，故并没有一个准确的时间概念定义骨折延迟愈合。一般来说，骨折后 4 个月仍未愈合者，可以称之为骨折延迟愈合，但应根据具体情况具体分析。

骨折延迟愈合时，X 线片常表现为断端边缘不整齐、模糊，甚至囊性变，骨质吸收，骨痂生长少，骨折间隙清晰，甚至增宽。但骨折端不应有硬化，骨髓腔应仍相通而无闭塞。这是与骨折不愈合的区别所在。

骨折延迟愈合常发生于皮质骨，通常在胫骨中下 1/3、尺骨中上 1/3、股骨颈等处多见。其成因主要有：①原始骨折的损伤程度大，软组织损伤重；②保守治疗时过度牵引或反复粗暴复位；③内固定时局部剥离过多，导致局部血供障碍；④内固定选择不当或固定不牢，使骨折端有松动、吸收；⑤局部轻度感染，软组织覆盖不良或血运较差；⑥全身状况不佳或应用某些影响骨折愈合的药物等。

骨折延迟愈合，经过恰当的保守治疗后，均有可能愈合。其治疗方法主要有：①去除导致骨折延误愈合的因素；②延长观察随访时间；③对内、外固定不可靠者加用其他外固定方法，使固定可靠；④局部注射治疗，如在骨折端注射骨髓、骨胶原、富血小板血浆、金葡液等；⑤其他生物物理治疗手段，如超声波治疗，在骨折端叩击等均有一定的效果。对骨折延迟愈合的患者应加强随访，一旦发现向骨折不愈合方向发展，应积极采取措施，按骨折不愈合处理。

三、骨折不愈合

骨折不愈合又称骨不连，其发生率占骨折患者的 5%～10%。骨不连将导致患者心理、生理及生活的痛苦，应尽力避免发生。

（一）骨不连的定义

骨折在未完全连接的条件下，骨折正常修复过程终止，叫做骨不连。一般来说，骨折后经过正规治疗，9 个月仍未愈合，且观察 3 个月没有进展迹象，就可定义为骨不连。对时间的定义有不同的看法，有人提出 6 个月未愈合即可诊断为骨不连，而有学者认为 8 个月仍没愈合的骨折为骨不连。骨不连与骨折延迟愈合一样，在时间上应根据不同的部位、骨折的类型以及损伤程度来分，而不应过分强调骨折的愈合时间。骨不连与骨折延迟愈合的区别在于，骨不连不经过干预即无法愈合，而骨折延迟愈合仅仅是愈合缓慢，给予足够的时间后仍可以愈合。

（二）骨不连的临床表现与诊断

骨不连常发生于骨干部，骨骺部极少发生，干骺端少见。这可能与皮质骨断裂后血供易遭受破坏有关。

骨不连时，骨折处持续有压痛、纵向叩击痛，未行内固定者可有异常活动。骨折肢体不能负重或部分负重后骨折处肿胀、疼痛。行内固定者常可导致内固定断裂。此时，骨不连即为内固定物断裂的原因之一。

骨不连常有其典型的 X 线片表现，一般显示骨痂极少或完全无骨痂生成，骨折端光滑或硬化，髓腔封闭，并见骨折线清晰。部分肥大型骨不连者，骨折处骨痂生长较多，但不规则，没有形成骨桥，呈肥大的"象腿"样，骨折线清晰可见。

依据骨折后长时间不愈合、局部仍有肿痛、异常活动及典型的 X 线片表现，诊断骨折不连接较为容易。

（三）骨不连的原因

骨不连的成因比较复杂，一般来说有患者本身因素及医源性因素两大类。

1.患者本身因素　患者本身因素是造成骨折不连接的重要因素，其中骨折的局部病因是关键。

（1）血运因素：骨折后，必然影响骨折端周围的血运，同时对骨折块本身的血运有重要的影响。严重创伤，骨折的过度移位及开放性骨折等均可导致局部血运的破坏,骨膜的剥离,骨块供应血管的断裂等。而骨痂生成的最基本条件就是骨膜和周围软组织的血运。骨不连也常常发生于一些骨的特定部位,与骨骼本身滋养血管的走行、分布有很大的关系,如腕舟骨、距骨等。

(2)骨折端的接触:骨折后,骨折断端的非紧密接触以及接触面积的过小均可导致骨不连。骨折断端间的软组织填塞将影响骨痂的生成与连接,而骨质缺失过大或接触面积过小时,骨痂生成后不足以连接,均导致骨不连的发生。长斜形或螺旋形骨折,由于骨折断端间接触面积大,相对承受应力小,有利于骨痂生长及愈合。

(3)骨感染:感染可以导致局部肿胀、渗出,血管栓塞而使骨和软组织坏死,血管再生和血运重建的过程延长,局部产生过量的瘢痕组织阻碍骨痂的生长与连接,造成骨折不连接。同时,感染后局部微环境的变化可以促进骨折端的吸收,进而形成骨折端的缺损,进一步加大发生骨不连的可能。

(4)全身因素:患者的全身因素也是一个主要原因,如患者的年龄、营养状况,有无骨质疏松,有无代谢性疾病,有无放射治疗等。同时服用影响骨折愈合的药物如激素、抗凝药、抗肿瘤药等,也将影响骨折的愈合而发生骨不连。某些不良嗜好如吸烟等,也是某些骨不连的原因之一。

2.医源性因素   医源性因素是造成骨折不连接的主要原因,骨折初期经过恰当的治疗,可避免大部分骨不连的发生。

(1)固定不当:包括内固定选择不合理,固定不可靠及技术失误,外固定不确实。固定不当直接造成骨折端产生不利于骨折愈合的应力,如骨折断端间的剪切力及旋转力等;在患者的康复过程中,不同来源的血管不能很好地吻合,断端不稳定使骨痂不能连接等,使骨折修复不能正常进行。

(2)手术操作不当:在手术中不注意保护骨折端及骨折碎块的血液供应而刻意追求解剖复位,使原本就有损伤的局部血运"雪上加霜",造成骨缺血而成为大段死骨,不能启动骨折修复过程,造成骨折不连接。同时内固定放置位置不正确,螺钉位置不佳等直接影响骨痂通过骨折线而造成骨不连。

(3)不恰当的康复锻炼:在内固定后不注意辅以必要的外固定,同时强求功能的早期恢复,使骨折端产生不利于骨折愈合的扭转、剪切、弯曲等应力,影响骨折的愈合,甚至因康复训练强度过大,导致内固定物断裂和骨折不连接。

(四)骨不连的分类

根据骨不连产生的原因,临床表现及治疗不同,可以分为以下 5 类:

1.肥大性骨不连   骨折断端血运良好,但由于缺乏足够牢固的固定而产生,X 线片表现为骨折端间骨痂量充足,但不形成骨桥。此型为最易治疗的骨不连,经过牢固固定后即可痊愈。

2.营养不良性骨不连 骨折断端间的血运充足,但由于存在有骨缺损或固定位置不良等,骨折端接触过少,没有或仅有少量骨痂生长。此型即应植骨,纠正不良复位及加用内、外固定等一般也较有效。

3.萎缩性骨不连 由于骨折断端无足够的血液供应,无骨折修复活动而产生。X线片提示骨折断端无骨痂生长,髓腔封闭,骨质吸收、疏松,严重者骨折端呈"鼠尾样"改变。此类骨不连治疗较难,需重建血运及激活成骨过程。

4.感染性骨不连 由于局部感染形成骨髓炎,造成骨折不连接。因涉及感染和骨不连两大类难题,处理最为棘手,应首先控制并治愈感染,然后再考虑骨折愈合,治疗过程长且难以控制。

5.假关节性骨不连 骨折断端处髓腔及断端被滑膜样组织封闭,在骨折端处形成滑囊,内有滑液而形成"假关节"。治疗时应切除滑膜及滑囊,打通髓腔,应用适当的内外固定加压治疗。

(五)骨不连的治疗

骨不连一旦发生,即应积极进行手术治疗。

1.术前准备 骨不连患者均经历了较长时间的肢体制动及废用,故存在关节僵硬、肌肉萎缩、骨质废用性疏松等,应积极进行肢体及邻近关节的功能锻炼,以减轻骨质吸收的程度,增加肌肉血运。对影响骨折愈合的全身性因素,如代谢性疾病的治疗等应积极有效,同时应用不影响骨折愈合的药物替代原有药物,鼓励患者戒烟,改善患者营养状况等。局部软组织条件不佳者应局部理疗松解瘢痕,或设计皮瓣转移的方法。同时仔细研究产生骨不连的原因,力求在治疗中加以纠正。总之,应对患者具体问题进行具体分析,不可能用千篇一律的方法治愈所有的骨不连。术前充分、详细地拟定治疗计划是治疗成功的关键。

2.手术治疗

(1)骨折端的处理:骨不连即是各种因素造成的骨折断端的不连接,故骨折端的处理异常关键。对肥大型骨不连,由于局部血运丰富,骨痂生长多,可给予消除异常应力,改行加压内、外固定即可。对营养不良性骨不连,应清除断端的瘢痕组织,造成新鲜创面后,植骨或重新固定增大接触面积,使骨折愈合。对断端硬化、髓腔闭塞者,虽然有保留原有硬化骨治愈的病例,但一般认为其血运较差,且内多为不成熟、混有软组织成分的骨痂,宜清除后,打通骨髓腔植骨,这样有利于局部血运的建立和骨折的愈合。

(2)植骨:植骨是治疗骨不连的必要手段。在清理骨折端后应选择恰当的植骨方式进行植骨。植骨的原则是：①尽量用自体骨移植，对结构性缺损（如皮质大块缺损），应取自体大块骨或骨管进行重建，在缝隙处填塞足量的自体松质骨。一般对于年轻患者，双侧髂前上棘处是大块骨的来源，而在髂后三角则可取大量的松质骨。②结构性重建后应进行固定。大块骨移植后，应用适当的固定使其与植入区骨固定，有利于植骨的愈合。③植骨区应新鲜。在植骨区应将硬化骨等去除，直至有新鲜渗血为止，皮质骨可以用骨凿做出骨创面以利愈合。④特殊部位应带血管蒂骨移植。对长节段的结构性缺损，或某些血运不佳部位的骨折如股骨颈骨折、距骨颈骨折等，可以采用带蒂骨块移植，既有植骨作用，又可改善局部血运。⑤自体骨量不足时可加用人工骨、异体骨或异种骨，但宜与自体骨混合使用。某些带有骨形态生成蛋白（BMP）活性的成骨材料应用效果较好。⑥植骨量要充足、大量并压实。⑦植骨后必须有良好的组织覆盖，可采用肌皮瓣、皮瓣或肌瓣的方法，以增加血运，防止感染的发生。⑧植骨后应有良好的固定。良好的固定条件下可能使骨折愈合。

植骨术的方式依据不同的来源及手术形式可有不同，如骨折端周围植骨、嵌入式植骨、开槽植骨、滑移植骨、带血管蒂的游离植骨、骨膜瓣移植等，应根据患者不同的情况加以应用。

3.更换内（外）固定　骨不连患者均有内（外）固定，在治疗时应予以更换。由于内固定对控制骨折端的位移及消除不良应力的效果较好，除感染性骨不连外一般应用内固定治疗骨不连。原有内固定不宜继续使用，因为原有骨折未愈合，内固定物上必然承受较大的应力，长时间的应力作用下，其抗疲劳能力及强度将大大降低，在重新治疗后若仍使用原内固定，发生内固定松动与断裂的可能性增加，易造成治疗失败。

更换何种固定应根据骨不连的种类、骨折块的大小及位置、骨缺损的大小、畸形矫正程度、骨折端的血供情况、选定的植骨方式等以及技术水平情况综合加以考虑。更换后的固定应当具有较一般情况下更充足的稳定性。交锁髓内钉是一种常用来治疗骨不连的内固定方式，但其使用也有一定的限制，如曾有感染发生或干骺端骨不连等，同时由于占据了髓腔内的位置，使大量植骨的难度有所增加。动力加压钢板内固定也常用于骨不连的治疗，常用于外固定更换为内固时的固定，可以避免外固定钉道引起的感染。近年来有学者应用一侧骨板加一侧钢板固定，加大了植骨量，取得了较好疗效。外固定架适用于伴有骨感染的骨不连治疗，可以在断端加压且有创伤小、不干扰断端周围血运的优点。

4.其他手术方法　骨不连发生后，除将骨不连处加以处理使其连接外，尚有其他治疗方法可供选择。

(1)人工关节置换术：通过人工关节置换可以即刻获得一个活动、无痛的有功能的关节，对某些年龄较大的股骨颈骨折、肱骨外科颈骨折骨不连的患者，可以切除骨不连部位及近端骨折块，行人工关节置换，术后效果较好。

(2)关节融合术：对某些关节部位骨的骨不连，如股骨颈骨折、腕舟骨骨折、距骨颈骨折等，可以行关节融合术，使患者消除痛苦，而某些关节融合后的功能较保留一个疼痛的活动性关节要好得多。

(3)截肢：是治疗骨不连的最后选择。截肢术不应看成是一种破坏性手术，随着近年来假肢技术的提高，佩戴假肢的患者患肢功能有时远较经数次手术而挽救下的肢体的功能好得多。

当然，对截肢手术宜严格控制。下列情况应建议截肢：

①重建手术失败。

②计划的重建手术结果可能不如假肢功能令人满意。

③对老年人做大手术的危险性大于手术所得益处。

④对保留损伤肢体影响其他主要肢体功能者。

⑤不可能重建时。

截肢时应由外科医师与假肢装配人员共同完成术前计划，以取得满意效果。

5.**生物物理方法**　生物物理方法治疗骨不连，应看作是上述治疗的辅助手段。一般来说不宜单纯应用生物物理方法治疗骨不连。在行手术治疗后，生物物理方法的应用可以提高骨不连的治愈率。

(1)电刺激：分为植入电极的直流电、外置线圈的电磁场、耦合电容3种方式。研究证实，电荷在长骨的延迟愈合和不愈合治疗中起到了一定的作用，电磁的应用每日不应少于3h。其促进骨折愈合的机制尚未被阐明。

(2)超声波体外震波法：此方法源于泌尿系统体外碎石技术，在体外对骨不连处施以超声波震波后，成骨能力明显增强，有效地促进骨折的修复愈合。这可能与局部超声波创伤后重新启动了成骨程序有关。

(3)叩击式应力打击：基于轴向应力及微动促进骨折愈合的原理，应用周期式可控力的打击器对患肢进行打击，以促进骨折的愈合。该方法避免了患者负重大小难以掌控的弊端，在促进骨折愈合的同时，防止内固定断裂。临床应用于下肢胫骨、股骨骨不连患者，取得了令人满意的效果。

第二章　上肢创伤

第一节　肩胛骨骨折

肩胛骨骨折为一常见的扁平骨骨折,占全身骨折的 1%。多系直接暴力引起,偶为肌肉过度牵拉所致,后者见于肩胛骨的肩胛冈和脊柱缘。肩胛骨骨折相对少见,据 Hardegger 和 Nordqvist 等统计,肩胛骨骨折约占肩部损伤的 3%～5%,占全身骨折的 0.5%～1%。临床上,肩胛骨骨折多由高能直接暴力所致,其合并伤发生率为 76%～100%。

1805 年,Desault 也许是报道肩胛骨骨折的第一人,因为那时仅有少量的研究发表,此种少见的骨折往往合并同侧的胸部损伤。

绝大多数肩胛骨骨折采用非手术疗法,然而近年来报道对此种治疗方法产生了一些疑问。

Deplma 认为最多见的损伤原因为车祸,除导致肩胛骨本身一处或多处骨折外,还可有脊柱脱位和胸骨骨折,可并发血气胸和皮下气肿。在上述严重的情况下肩胛骨骨折常常被忽视。肩胛骨骨折早期仅用三角巾固定患肢即可。但对有肋骨骨折或胸内脏器严重损伤者,应予以及时处理。

肩胛骨骨折的大部分常见骨折类型发生在肩胛骨的体部,肩胛颈骨折占第二位,肩胛嵴、肩胛盂和肩峰骨折的发生率大致相同。钝性损伤经常引起锁骨和肩胛骨同时损伤,但也有 25% 合并同侧胸部损伤的发生。还有高能量的损伤合并复杂创伤的肺部损伤有 37%。大部分是血胸和肺挫伤。

其中在很多的创伤中很多病例的肩胛骨骨折都是合并症,很少有单纯的肩胛骨骨折。

一、应用解剖及功能

1.肩胛骨的发育　肩部又称肩胛带,包括肩胛骨、锁骨和肱骨上端,及其附着的韧带和肌肉,肩胛带各骨骼起源于枝芽中胚胎层的间充质聚集区。胚胎第 6 周,肢芽内骨的间充质原基发生软骨化,第7～第12周,出现初级骨化中心,软骨被骨组织取代,出生前出现次级骨化中心,次级骨化中心部位称骨骺。

肩胛骨有2个主要骨化中心:一个是初级骨化中心,形成肩胛骨体、嵴和肩峰;另一个是次级骨化中心,形成喙突。

出生后,肩部软组织除了体积增大外,其他无变化。但骨骼的成分却有较大的改变,一些骨化中心相继出现。在人类骨化中心出现的时间比较规则,因此可以通过某骨化中心出现的时间来推算骨龄。此外骨化中心的生长可以确定成人骨的最终体积和形状,其发育异常可产生一些肩部的畸形。

出生时,只有肩胛骨体已骨化,肩峰、喙突、肩胛骨椎体缘和下角均为软骨。出生后1年,喙突的中央出现一骨化中心。10岁时在喙突的基底部出现另一骨化中心,参与肩盂窝上份的形成。15岁时,这些骨化中心与肩胛骨融合。青春期在喙突顶端出现一薄片中心,这个骨化有时不与其他结构融合。

肩峰有2～3个骨化中心约在青春期出现,22岁左右融合。如这些骨化中心不融合,可能误诊为肩峰端骨折。

肩盂窝有2个骨化中心:第一个在10岁时出现,参与喙突基底和肩盂窝上份的形成,15岁与肩胛骨融合;第二个约在青春期出现,是一马蹄形骨化中心,参与肩盂窝下份的形成。

肩胛骨和椎体缘、下角各有一个骨化中心,约在青春期出现,22岁前融合。

2.肩胛骨的血供及神经支配　　肩胛骨的血运极为丰富,由肩胛上动脉、旋肩胛动脉、肩胛下动脉、颈横动脉和肩峰动脉供给。这些血管彼此吻合成网,在松质骨丰厚处非常发达。以下为主要的3根血管:第一根骨滋养动脉,起自肩胛上动脉,在冈上窝由喙突基底和肩峰之间进入骨;第二根起自旋肩胛动脉,在冈下窝和肩胛冈基底进入骨;第三根起自肩胛下动脉和旋肩胛动脉,在肩胛下窝和肩胛颈进入骨。

3.肩胛骨的神经支配　　由肩胛上、下神经分支支配。

4.肩胛骨的解剖及功能　　在肩部的活动中肩胛骨与胸壁之间的相对运动是肩部运动的一个重要组成部分,也称为肩胸关节,其实就是肩胛骨与胸壁之间的运动。因此,肩胸关节的运动是指肩胛骨、锁骨在肩胛胸壁周围肌群的控制下的一种复合运动,重力对肩胛骨和上肢的作用是肩胸运动的一个重要力学因素。

5.肩胛骨与胸壁间的连接　　肩胛骨与胸壁间的连接亦称肩胛胸壁关节,虽不具关节的结构,在功能上应称为肩关节的一部分。肩胛骨与胸壁间的负压对于保持肩胸连接起很大作用。

　　肩胛前间隙为位于肩胛骨的前面的肩胛下筋膜及胸壁的狭窄间隙,肩胛骨即沿此间隙而活动,此间隙又被前锯肌分为独立的两个间隙。后肩胛前间隙位于肩胛下筋膜及前锯肌之间,是腋窝的直接延续,此处充填有大量疏松组织,腋窝脓肿可蔓延到此间隙。在此间隙内通行的血管、神经有肩胛下动脉及其分支,肩胛下静脉,肩胛下神经及胸背神经。前肩胛前间隙位于覆盖的前锯肌前面的筋膜和胸壁外侧的筋膜之间,是各方密闭的间隙,其间充填以板样的蜂窝组织,可保证肩胛骨沿胸廓活动。

　　肩胛骨的运动可分为上提、下降、外旋、内旋、外展及内收等运动。由于肩胛骨呈三角形,下述肩胛骨各种运动是以肩胛骨的外角的方向为标准。

　　(1)肩胛骨上提:由斜方肌的上部纤维,肩胛提肌及大、小菱形肌共同作用,前者牵拉肩胛骨外侧角,还有外旋作用。除了肩胛提肌起于颈横突外,其余 3 肌起于椎骨棘突及项韧带,均可使肩胛骨内旋。

　　(2)肩胛骨下降:重力本身可以降低肩胛骨,特别是外侧角。参与肌肉有的附着于肩胛骨,也有的附着于锁骨及肱骨,在后一类,如胸大肌大部分纤维及整个背阔肌(尤其是下部纤维)作用于肱骨,可使肩胛骨降低。当引体向上或用双拐支撑时,可防止肩胛骨向上;前锯肌下部纤维(附着于肩胛骨下角)、斜方肌下部(附着于肩胛冈)亦可使肩胛骨降低。除上述肌肉外,胸小肌、锁骨下肌亦起到辅助作用。

　　(3)肩胛骨外旋:主要为前锯肌作用,它牵引肩胛骨下角使内缘更向前。协助前锯肌的还有斜方肌,其上部纤维能起到支持肩胛骨外侧角的作用,而下部纤维能牵引肩胛冈向下。前锯肌单独作用能使肩胛骨外旋,斜方肌单独则不能,但在外旋时,它能支持肩胛骨外侧角,仅在上臂外展 45°以后,前锯肌收缩,因此当斜方肌瘫痪时,肩胛骨最初下垂,上臂外展是内旋,仅在前锯肌开始作用后,才能抬高并外旋。

　　(4)肩胛骨内旋:包括附着于肩胛骨脊柱缘的上提肌(肩胛提肌,大、小菱形肌)及附着于肩胛骨及肱骨的下降肌(胸大、小肌,背阔肌)。

　　(5)肩胛骨外展:主要为前锯肌,可使肩胛骨脊柱紧贴胸壁,协助胸大、小肌。胸小肌与前锯肌在旋转肩胛骨运动中虽然作用相反,前者内旋后者外旋,但如同时作用,则可使肩胛骨外展。

　　(6)肩胛骨内收:参与者有斜方肌(特别是其中部纤维),大、小菱形肌及背阔肌(特别是其上部纤维)。上提肩胛骨的肌肉受副神经及臂丛中、下部纤维支配。

　　(7)肩胛骨运动节律的研究:与盂肱节律的研究有所不同,肩胛骨在全部运动过程中被背部厚厚的软组织所覆盖,进行观察和测量十分困难。在肩部运动时,根据肩胛骨骨性标志体表定位和变化,或在不同的角度和方向进行 X 线投照观察,可以对肩胛骨的运动规律进行一些初步的测定和分析。

二、骨折分类

(一)Hardeger 分法

Hardeger 等 1984 根据损伤的部位将肩胛骨骨折分为体部骨折、肩胛颈骨折、肩峰骨折、肩胛冈骨折、喙突骨折及肩胛盂骨折。

1.体部骨折　体部骨折约占肩胛骨骨折的 35％～50％,多由直接暴力造成,骨折多位于肩胛下方的薄弱区。由于体部周围有丰厚的肌群覆盖,大部分体部骨折移位很少,很少发生骨折分离或骨折重叠。肩关节主动外展受限,可出现假性肩袖损伤。Nordpqvist 等证实,78％的体部经保守治疗预后满意。极少出现骨折畸形愈合。

2.肩胛颈骨折　肩胛颈骨折位于冈盂切迹及喙突的外侧,由于伤后受到肱三头肌长头的持续牵拉,其远端骨折通常向外、向下方移位,单纯依靠手法很难纠正骨折移位。临床上,肩胛颈骨折合并锁骨骨折或肩锁关节脱位通常称为"浮肩损伤",当维持肩关节稳定的支持结构和悬吊装置受到严重破坏时,可导致"垂落肩"畸形。

"浮肩损伤"可使肩胛盂的倾斜角改变,这是导致肩关节前脱位的解剖学基础。Ada 和 Miller 等认为,肩胛颈骨折的畸形愈合是造成肩关节外展无力、活动受限及肩峰下间隙疼痛的重要原因。此外,肩胛盂的倾斜角度及后张角度的改变,是造成肩关节不稳定并继发创伤性关节炎的病理学基础。

肩胛颈骨折约占肩胛骨骨折的 25％,其骨折线通常起于喙突内侧的肩胛切迹,向下、向外延伸至肩胛盂下。骨折线起于喙突的外侧,骨折远端连同上肢失去在锁骨上的悬吊作用。临床上,多数肩胛颈骨折的远端向后外侧移位,有些断端粉碎严重的骨折,可能出现肩盂内陷、嵌插畸形(类似髋关节中心性脱位)。Stove-in-shoulder、Oni 和 Hoskinson(1992 年)等认为,此类损伤相对稳定,保守治疗预后满意。

Miller 等根据骨折线的走行方向,将肩胛颈骨折又分为 3 种类型:Ⅰ型,骨折线位于肩峰—肩胛冈基底部和喙突的外侧;Ⅱ型,骨折线累及肩峰或肩胛冈,位于喙突的内侧;Ⅲ型,骨折线沿肩胛冈下方向肩胛骨内侧缘延伸,使肩胛颈发生横形断裂。

3.肩峰骨折　肩峰骨折约占肩胛骨骨折的 9％,骨折远端由于受到患肢重量及三角肌的持续牵拉,可向下倾斜移位从而损害肩袖功能,使臂上举时肱骨头受到撞击,从而影响关节活动。

肩峰骨折多位于肩锁关节的内侧,有时也可发生在肩峰基底处。当骨折断端有软组织嵌入时,可能发生骨折不愈合或纤维愈合。肩锁关节外侧肩峰骨折时,由于移位不大,体征多不明显。局部可有肿胀和局限性压痛,有时可触及游离骨片。在诊断肩峰骨折的同时,应注意肢体的神经功能检查。

肩峰骨折有时可能与尚未融合的肩峰骨骺或发育异常的肩峰骨相混淆。肩峰骨折常合并肋骨骨折、脊柱骨折或臂丛神经损伤,因此,有的学者认为,肩峰骨折是预示损伤严重度(ISS)的重要标志。

4.肩胛冈骨折　肩胛冈骨折占肩胛骨骨折的 6%～11%,常伴有体部骨折,严重者导致肩袖损伤或影响肩袖功能。移位明显的肩胛冈基底部骨折往往难以达到Ⅰ期愈合。

5.喙突骨折　喙突骨折约占肩胛骨骨折的 5%～9%,其损伤机制主要包括:当肩关节前、上方脱位时,喙突受到肱骨头的直接撞击;当肩锁关节脱位时,由于受到喙锁韧带牵拉及发生喙肱肌及肱二头肌短头即联合肌腱的强烈收缩。其中合并喙肩韧带及喙锁韧带损伤的基底部骨折常明显移位,移位严重的基底部骨折有时可能压迫神经血管束。喙突顶点骨折是由于肱二头肌短头和喙肱肌在其附着点的撕脱损伤,常无需特别处理。喙突骨折可单独发生,也可与肩锁关节脱位、肩盂骨折或盂肱关节脱位等联合损伤。

Eyres(1995 年)根据骨折线方向,又将喙突骨折分为 5 型;1～3 型骨折是由于撕脱暴力所致;4～5 型骨折是由于剪切应力所致。

Ogawa(1997 年)等将喙突骨折简化为 2 型:1 型为喙突基底部骨折;2 型为喙突顶点骨折。

6.盂缘骨折　盂缘骨折约占肩胛骨骨折的 25%,多由肱骨头脱位引起,统计结果显示,肩关节脱位合并盂缘骨折的发生率为 5%～11%;手法整复不能完全解剖对位,当盂肱关节前脱位时,肱骨头后外侧关节面可能伴有压陷骨折,这是损伤过程中肱骨头撞击肩盂前缘的结果。盂缘骨折与盂唇撕脱骨折在损伤机制上的区别是:前者为直接暴力所致,后者由旋转暴力引起。在诊断盂唇骨折的同时,应进一步检查并除外环节囊和盂唇损伤。

7.盂窝骨折　盂窝骨折约占肩胛骨骨折的 6%～10%,多由侧方暴力通过肱骨头直接撞击所致。其中损伤严重的约占 10%。对于此类少见骨折,早期应恢复盂肱关节的对应关系及其稳定机制,以减少创伤性关节炎的发生。

（二）Ldeberg 分法

Ldeberg 根据盂缘骨折部位结合损伤机制，将肩胛盂骨折分为 6 型：

Ⅰ型：盂缘骨折比较常见，又分为 2 种亚型。其中 1-a 型系盂唇前部骨折，1-b 型系盂唇后部骨折。

Ⅱ型：盂窝下部骨折，暴力由上而下经肱骨头作用于肩盂，主要包括 2 种亚型。2-a 系盂窝下部斜形骨折；2-b 型系盂窝下部横行骨折。

Ⅲ型：为盂窝上半部横行骨折，骨折线经过肩胛颈向内、向上方延伸，常合并肩关节上部悬吊复合体损伤或累及肩胛上神经。

Ⅳ型：为盂窝中央横行骨折，骨折线经肩胛颈至肩胛骨内缘，常合并局部损伤及关节对应关系改变。

Ⅴ型：是在 4 型的基础上，前述骨折形式的不同组合，常有不同程度的关节面分离及肱骨头脱位，可能合并神经、血管损伤。

Ⅵ型：为严重盂窝粉碎性骨折。

Ldeberg 的分型方法强调骨折线的走行方向，有助于了解损伤病理及指导临床治疗。

（三）Miller 分法

Miller 等根据肩胛骨的解剖形态将其分型为突起部、颈部、肩盂关节部及体部，并根据肩胛骨骨折概括为 4 种类型：Ⅰ-a，肩峰骨折；Ⅰ-b，肩峰基底或肩胛冈骨折；Ⅰ-c，喙突骨折；Ⅱ-a，肩胛颈骨折，骨折线位于肩峰、肩胛冈基底外缘；Ⅱ-b，肩胛颈骨折、骨折线延伸至肩峰基底部或肩胛冈；Ⅱ-c，肩胛颈横端骨折。Ⅲ，关节盂内骨折。Ⅳ，体部骨折。

骨折分类的目的在于指导临床治疗，评价伤情特征，了解损伤机制，判断病程转归及推测后结局等。目前各种分类方法都难以同时满足上述要求，临床上，就描述伤情而言，Hardegger、Miller、Ldeberg 的分类方法基本上可以概括骨折全貌，其优点是能够减少临床漏诊率，便于早期诊断及确定治疗方法。

三、临床表现

患者常置患肢于内收位，以防止运动时疼痛，特别是不能外展患肢。局部有明显的压痛、瘀血和血肿，可有所谓的"假性肩袖损伤"征。此症状是由于位于冈上窝和冈下窝或肩胛下窝的肌肉内出血，造成的肌肉痉挛而引起的。使肩外展障碍，出现肩袖损伤的假象，当血肿和肌肉痉挛解除后，肩外展功能可以恢复。一般说来这种假性体征要比单纯的肩袖损伤表现更为严重。X 线检查须拍前后位片和斜位轴位肩片(或腋位 X 线片)。

患者有胸部和肩部疼痛,可以在外形上见到向上向下移位,但很有可能因其他伴发损伤而被忽视,如同侧的胸锁关节损伤和肋骨骨折,所以还需要拍前斜位片才能诊断。

四、诊断

患肢常被置于外展位,肩部任何角度的运动都引起疼痛,肱骨头有压痛,前后斜位 X 线片可见到喙突和肩盂多在远端骨块上,有时远端骨块为粉碎性的,关节盂和关节囊往往保持完整。肩胛颈的非解剖复位不会影响肩关节功能,但有明显成角畸形会造成肩关节半脱位和完全脱位。

肩峰骨折,骨折线多在外侧,也可以位于肩锋根部,邻近肩胛冈局部的症状很明显。喙突损伤主动内收肩和屈肘运动时出现疼痛症状。深呼吸时加重,这是由于胸小肌的作用,如果骨折移位明显,腋窝可触及骨折端,喙突骨折移位时还可造成其下方的臂丛神经损伤。当肩胛上神经嵌压时常被误诊为肩胛上神经撕裂伤,须行肌电图检查,对神经损伤进行诊断。一旦有神经损伤出现,必须行神经探查术。

肩胛骨骨折的影像学诊断:肩胛骨骨折常被明显的合并损伤所掩盖,据文献报道,单纯依靠首诊胸片检查对确定肩胛骨骨折的漏诊率为 43%。目前常用的检查方法主要如下:

1.X 线检查　Neer 等于 1970 年提出肩部创伤系列 X 线检查方法(前后位,侧位及腋窝位)有助于确诊肩胛骨骨折。

(1)前后位像:X 线投照中心垂直于肩胛骨与矢状面呈向外 30°的前后位像,可用于观察肩胛骨全貌、关节间隙及对应关系。

(2)侧位像:X 线投照中心垂直于肩胛骨与矢状面呈向后 30°的侧位像,肩胛骨影象呈 Y 形,其中体部为垂直支,2 个上支分别为喙突的前部和肩峰的后部,3 个支交界处的致密环是盂窝正常情况下,肱骨头位于盂窝中央。

(3)腋窝位像:X 线投照中心指向腋窝顶部,能够明确肱骨头与盂窝的相对位置,可用于判断盂窝前、后缘,肩峰,喙突基底,锁骨远端及肱骨头的骨折、脱位等。

2.CT 检查　临床上,多数肩胛骨骨折可通过 X 线检查确诊,但对于累及肩盂的关节内骨折,常需辅以 CT 检查,这样才能更准确地显示骨折特征。CT 扫描用于观察骨折全貌不及 X 线平片,但对观察骨折局部的细微改变,有着独到之处,使诊断率提高。其优点包括:

（1）能显示一些无移位骨折、线性骨折、盂缘骨折撕脱、肩盂成角畸形、关节内游离骨折片等。

（2）能在一定程度上提示骨折周围软组织损伤情况及出血范围。

（3）能够反映关节内骨折的受累部位并测量移位程度。

（4）在诊断复杂骨折和畸形愈合方面，CT 扫描明显优于 MRI。

其不足之处在于，二维 CT 影像无法立体展示骨折的表面轮廓及内部结构，临床上须根据断层扫描结果以三维空间构想。

螺旋 CT 及其三维重建对诊断关节内骨折的优越性已得到普遍证实。三维重建的广泛应用，为肩部骨折的诊治提供了可靠依据。螺旋 CT 及其三维重建技术，在充分显示损伤细节的基础上能够立体展示骨折形态。肱骨头影像经解体处理后，可直接观察肩盂骨折的移位方向、几何形态及稳定程度，对于指导术中整复及合理固定等提供了可靠依据。近期的研究结果表明，螺旋 CT 扫描的表面遮盖显示和多平面重建技术，对肩部复杂骨折分型的诊断正确率 93.3%，对 Neer 三、四部分肱骨上端骨折的诊断正确率为 88.9%；对移位肩盂骨折的正确率为 100%。Fishman 等认为，通过使用 CT 扫描重建，约有 20%～30% 的患者需要改变处理方法。

影像检查各有所长，临床上可本着适应性互补的原则加以综合评估，其中常规 X 线检查、CT 扫描和三维重建的联合应用是明确肩胛骨骨折的有效方法。此外，为进一步明确诊断尤其是软组织损伤，有时还需要补充关节镜、B 超或 MRI 检查。

3.MRI 检查　MRI 检查是一种安全有效、无射线损害的成像技术，它改变了传统影像以解剖学为基础的局限性，对评价肩周围软组织损伤具有重要的诊断价值和临床意义。早期对疑有肩周围软组织损伤者都可采用 MRI 检查，对诊断肩袖、关节软骨、肩周围韧带、关节囊盂唇复合体损伤等具有重要价值。

五、合并伤

肩胛骨骨折常常合并多发伤：

（1）多发肋骨骨折。

（2）气胸。

（3）血胸（肺挫伤）。

（4）颅脑损伤。

（5）血管损伤。

（6）肩关节不稳定。

(7)肩袖损伤。

(8)肩胛上神经损伤和卡压。

(9)创伤性肩峰撞击征。

(10)肩关节外展受限、肌力减弱。

(11)臂丛神经损伤。

(12)脊柱损伤(颈椎损伤)。

六、治疗

对于肩胛骨创伤的完整处理过程可分为 2 个阶段:

1.急救期　此间主要是对危及生命的合并损伤进行救治。

2.治疗期　主要对骨折和软组织损伤进行治疗,包括保守治疗和手术治疗。

(1)保守治疗:一般主张伤后 24～48h 局部冷敷,早期充分止血,并用肩胛部弹力绷带包扎固定,前臂悬腕带悬吊。早期可以进行患肢活动。

(2)手术治疗:包括手术重建。对于移位严重的骨折,切开复位内固定能最大限度地获得骨折断面的接触;保障骨折愈合的顺利进行,维持骨折部位的稳定;防止因骨折造成的继发性损伤;重建局部肌肉的结构长度及动力平衡,为早期关节活动提供条件。

1)手术指征:目前多数学者认为,对于移位严重的骨折,当全身情况稳定后,宜限期手术治疗。早期手术固定和系统的康复训练是改善肩关节功能的很重要的方法。对于合并肩袖、韧带、关节囊、盂唇等软组织或肩胛上神经损伤应限期手术探查。在伤后的 3 周内应力争完成手术,将有利于手术中整复及提高远期疗效。

2)手术入路

①前方入路:用于处理盂缘前、下部骨折或喙突骨折等。手术切口起于喙突,沿三角肌前缘向下至肱二头肌沟外侧,游离头静脉,分离三角肌和胸大肌之间的间隙,显露肱骨上端。必要时,可切断肩胛下肌。切开关节囊,显露关节面。在盂缘骨折的早期,因关节囊撕裂,常易于显露关节面。当盂缘下部骨折整复困难时,可沿喙突顶点截骨,以改善手术显露。分离三角肌在肩峰及锁骨的附着,可明显扩大显露范围。

②后方入路(Judet 入路):可用于处理肩胛冈、肩胛体部、肩胛盂窝及肩胛颈骨折。能同时显露肩盂后部及肩胛骨外缘。患者侧俯卧位,术中上肢保持自由状态,切口起于肩峰内侧,沿肩胛冈走向至肩胛骨内缘转向肩胛下角,切断并翻转三角肌后部纤维,沿肩胛下肌与小圆肌间隙进入(此间隙因小圆肌变异而难以分离,可分

开肩胛下肌下缘），充分显露体部外缘、肩胛颈及盂缘后方骨折。当体部或肩胛颈骨折难于显露时，可沿肩胛骨体部内缘切断并向体部钝性剥离冈下肌、小圆肌、大圆肌。术中应注意保护肩胛上神经（由肩胛切迹向后延伸，支配冈上肌和冈下肌）、血管及三边孔、四边孔内容物（腋神经和旋肱后动脉在肩盂下方经四边间隙）。术后常规留置引流管于肩胛下处。

③后上入路：用于固定Ⅲ型（盂窝上半横行骨折）、Ⅳ型（盂窝中央横行骨折）、Ⅴ型（包括Ⅳ型和Ⅲ型骨折）及Ⅴ型（包括Ⅳ型兼Ⅱ型和Ⅲ型骨折）等。按后方入路显露肩盂，然后分离锁骨和肩胛冈之间的间隙，并沿斜方肌极其下方冈上肌的纤维方向钝性分离，显露肩盂上部和喙突基底。此时牵开或切除锁骨外侧部，能增加显露范围。

④前后联合入路：用于治疗肩峰、肩锁关节、锁骨及肩胛颈骨折等联合损伤。

3)内固定的选择：一般选择内固定的方法是：①重建钢板。②拉力螺钉。③2块重建钢板进行双向固定。

4)微创手术：可选择关节镜下进行修复；经皮撬拨复位；还可选择用可吸收线缝合。

七、肩胛骨脱位

肩胛骨的胸腔内脱位也称为"肩胛骨锁入性脱位"，该症罕见。发生机制多为肩胛骨后方的直接暴力，向前挤压肩胛骨使其移位，在其回位时肩胛骨下角锁入肋骨之间；多伴有周围软组织撕裂伤和肩胛骨肋骨骨折。

1.临床表现与诊断　患者有肩部和胸部疼痛，肩胛骨的形态改变并向上、向外移位，但多因其他损伤而被忽视，如同侧的胸锁关节脱位和肋骨骨折。Nettrour 等报道本病例多在 4～6 周才被发现和诊断，一般胸片显示不明显，一定要注意患者的体征和其他合并症。

2.治疗　Depalma 认为一般多采用闭合复位的方法：持续牵引上肢于过度外展位，把握住肩胛骨的腋缘并向前、向后旋转肩胛骨使其复位，复位后用弹力绷带固定；复位不成功再考虑手术。一般复位后应强调早期功能锻炼。

八、肩胛胸壁分离

肩胛胸壁分离损伤是一种非常罕见的严重的肩胛带创伤，死亡率高，患肢功能恢复差。Oreck 等最早于 1984 年报道并描述了 1 例完全性肩胛胸壁分离患者，其肩胛骨从胸壁侧方分离，但皮肤完整（又称为创伤性闭合性肩胛胸壁分离），并认为如伴有严重的血管神经损伤,须予以行肘上臂截肢。

这种创伤常常涉及到肩胛带部肌肉、骨骼和血管神经的损伤,包括:①肩胛带构成骨的骨折、脱位:肩锁关节脱位、分离性锁骨骨折、胸锁关节脱位。②血管损伤:锁骨下或者腋窝部血管损伤。③锁骨下神经损伤:完全性或者部分性臂丛神经撕脱伤。④肩部肌肉损伤:包括完全或部分三角肌、胸小肌、菱形肌、肩胛提肌、斜方肌、背阔肌的损伤。⑤肩部软组织广泛损伤、水肿。

关于肩胛胸壁分离在国内外文献上仅限于个例报道,国内韩斌等曾报道 1 例闭合性肩胛胸壁分离,经肘上截肢后治愈。总结这些病例报道,可以得出此类损伤具有很高的死亡率,随着创伤救治技术及对此类多发伤患者诊治水平的提高,近年来死亡率有显著降低。

1.损伤机制和类型

(1)损伤机制:肩胛胸壁分离性损伤一般是由高能量性外伤引起。其机制是强大的暴力对肩胛带牵引和(或)严重的旋转力作用使肩胛带从围绕肩胛骨、肩关节、锁骨、胸壁附着部分离。多数病例由于伴有并存的颅脑外伤而无法主诉自己的受伤情况。最常见的损伤是骑摩托车时由于身体被巨大的外力抛出,而手仍握持车把时受伤,此类损伤约占所有肩胛胸壁分离的 50%。其他少见的情况还包括:摩托车撞伤、翻车伤、步行时被车撞伤和高处跌落伤。

(2)损伤类型:肩胛胸壁分离通常表现为肩胛胸壁关节完全性移位,而局部皮肤常常是完整的,类似于闭合性上肢截肢。通常包含广泛的肩胛带周围组织损伤:肩胛带部骨骼、韧带损伤,如肩锁关节脱位、锁骨骨折和胸锁关节脱位,骨骼的移位常并发锁骨下或腋部血管损伤;完全性或部分性臂丛神经损伤;广泛的肌肉软组织损伤:完全或部分三角肌、胸小肌、菱形肌、肩胛提肌、斜方肌、背阔肌的损伤。另外,由于此类损伤多为暴力性高能量损伤,通常伴有全身其他部位和同侧肢体的损伤。

一般单独的动脉挫伤比单独臂丛神经挫伤多见,可能是由于血管结构较神经易于损伤的缘故。在儿童,由于血管神经良好的弹性,因而损伤相对较少。

2.诊断评估 肩胛胸壁分离的诊断依靠病史、临床体检和影像学检查。然而,此类患者常合并有其他多处外伤,生命体征不稳,因而需要镇静或气管插管等抢救治疗,多数难以及时诊断而漏诊。

(1)临床检查评估:多数情况,由于高能量损伤致使患者多发性损伤,需要镇静等治疗而无法获得准确的病史资料,因此,在视诊时肩胛带部广泛的血肿或水肿常常是唯一可见的症状。另外,患者通常表现出肩部严重不稳,患肢的脉搏微弱、感觉麻木等也有助于诊断。患肢常冰凉、出现瘀斑，而对侧正常。但对于失血性休克患者，因出现周围血管收缩时常混淆诊断，对于诊断不清的患者，彩色多普勒血管检查有助于血管损伤的早期诊断。

（2）影像学检查评估：肩胛胸壁分离性损伤在胸片上表现为肩胛骨从胸壁上侧向移位分离。其侧向分离的程度可以通过测量肩胛骨指数来分级，即肩胛骨内侧缘与棘突距离来分级，并与对侧（正常侧）对照。对于伴有肩胛骨内侧缘骨折的患者，可选择测量喙突与胸骨颈静脉切迹距离，或者关节盂边缘与胸骨颈静脉切迹距离来测量。在正常情况下，肩胛骨指数的平均值是 1.07 ± 0.04（Zelle 等测量结果）。而肩胛胸分离患者肩胛骨平均指数值为 1.25 ± 0.19，严重者可高达 1.5。

精确测量肩胛骨指数需要一个标准的非旋转前后位胸片，但由于患者常合并有胸椎、对侧肩部等外伤而致臂部和躯干位置摆放不正。因此，常难以单凭肩胛骨指数来确定或者排除诊断。对于不能确定诊断者，Morris 和 Lloyd 推荐使用经肩胛骨的正位或斜位 X 片检查，或者使用 CT 扫描来确诊。

另外，如伴有锁骨分离性骨折、肩锁关节和胸锁关节脱位，肩胛骨侧方移位的程度将减少。

（3）血管损伤的评估：在血流动力学稳定的患者中，应及时行锁骨下、腋部及肱动脉造影检查来明确是否存在血管损伤。根据文献报道约 88% 的肩胛胸壁分离患者伴有血管损伤。Sampson 等给 11 位肩胛胸壁分离患者行血管造影检查，结果均显示在锁骨下或腋部动脉堵塞，但只有 1 例患者有肢体缺血性表现。血管堵塞通常表现为血管内血栓形成或外部压迫所致，但与穿透性损伤不同的是锁骨下动脉的损伤非常少见。

（4）神经损伤评估：对于大多数患者（30%～50%），通过详细的病史和体格检查就能够判断是否存在神经损伤及其损伤的部位。体格检查包括皮肤感觉、肌力及深反射等。结合神经根和周围神经的解剖，常常能做出定位诊断。

（5）损伤的分型：Damschen 等在 1997 年推荐了一个肩胛胸壁分离性损伤的分型系统。其具体为：1 型仅累及肌骨系统；2A 型伴有血管损伤；2B 型伴有神经损伤；3 型累及上述全部的损伤，包括肌骨、血管、神经均有损伤。最近，Zelle 等报道了长期随访的肩胛胸壁分离损伤患者，他们认为 Damschen 分型欠明确，在他们长期随访的结果中伴有完全性臂丛神经损伤的患者可以作为预后极差的指标。因此，他们增加了第 4 型分型，即完全性臂丛神经损伤作为最严重的分型。

（6）鉴别诊断：肩胛胸壁分离需与肩胛胸壁脱位相鉴别，后者常常表现为下肩胛胸壁关节的创伤性脱位，其血管、神经损伤并发症少见。这种损伤实质上是由于肩胛带受到中到重度的向前和向外的牵引力，导致肩胛骨下端嵌入胸廓的 2 根肋骨之间。如肩胛骨下端有骨赘或者骨软骨瘤，将会增加这种损伤的发生。

3.治疗 肩胛胸壁分离常常表现为复杂的肩胛带部肌骨、神经血管的损伤。由于这种损伤的复杂性和相对罕见，目前并没有统一被人接受的治疗指南。

(1)急性初期治疗：在急性期，患者可因急性失血，生命体征不稳，而需要行紧急外科干预，可通过高侧胸壁切开或者胸骨正中切开来控制动脉出血，包括填塞止血或急诊血管缝合修补术，待患者生命体征平稳后，再进一步治疗。

(2)血管损伤的治疗：经血管造影明确存在血管损伤后，是否行急诊修复通常有两种观点。Damschen 等建议如有明确的血管损伤，推荐于伤后 4～6h 内修复血管。自体大隐静脉移植常常用于修复血管缺损。如果大小明显不匹配，建议选择人造血管作为次选。静脉损伤一般予以结扎静脉，防止进一步出血。与此相反是，Sampson 等建议伴有血管损伤的患者，如为未危及肢体的缺血，可非手术治疗。他们认为肩部有广泛的侧支循环网络，动脉阻塞后很少造成危及肢体的缺血。如果选用保守治疗，需密切注意体液平衡和红细胞压积情况。因此，当患者生命体征平稳、肢体活力和血液灌注良好的情况下，可予以非手术保守治疗。

(3)神经损伤的治疗：神经损伤治疗的方法依据神经损伤的位置和程度而定。对于需要行血管修复或其他外科手术干预者，建议行臂丛神经探查，以便了解神经损伤的具体程度。如果初次探查发现臂丛神经为完全性撕脱伤，由于此类患者预后极差，建议早期行肘上截肢。如果臂丛神经损伤表现为可修复的，如断裂而非撕裂，可予以一期原位修复血管和神经。一般二期神经损伤不必急诊重建，但须在伤后 6 个月内进行，以尽可能减少肌肉萎缩和纤维化的发生。然而，由于神经周围瘢痕组织的生长使得二期重建臂丛神经十分困难。

臂丛神经重建须首先修复肘部屈曲功能，然后是肩部的稳定和上臂向胸壁的内收功能。最后应修复 C_6、C_7 支配区域的感觉，如果可能的话尽量恢复伸腕和屈指的功能。对于完全性臂丛神经损伤，能恢复少量的屈肘和维持肩部稳定已经相当不错了。

臂丛神经损伤的治疗包括显微神经修复、神经移植、神经再生、肌腱移植或者姑息性止痛治疗。术前区分节前还是节后神经损伤可以减少手术时间，并有利于制定正确的康复计划。如果诊断为节后的神经损伤，可以通过邻近的神经根或其他神经移植来修复。神经修复时须保持断端吻合无张力。如果有张力无法吻合，则须神经移植。标准的神经移植可以选用腓肠神经、正中神经的臂部或前臂部皮神经。偶尔，也会使用带血管蒂的神经移植，以最大程度地恢复肢体功能。大神经

根的损伤通常如 $C_8 \sim T_1$ 的神经根撕脱伤,使得尺神经麻木,依据尺侧动脉情况,神经损伤修复或者移植很难取得神经支配远端肌肉的恢复。

如果诊断为节前的神经损伤,外科医生就没有必要行手术探察,而考虑如何行神经再生治疗。选未损伤的非重要的神经从肌肉止点开始分离,分成双股,或者是游离的移植物,接到远端非功能的神经上。高位根性神经撕脱伤中,如果移植物失败,神经再生是唯一有用的方法。肩外展功能的重建最好用脊神经分支肩胛神经移植。肘部屈曲功能的重建常需用肋间的肌皮神经移植来修复,这比带有血管的神经移植效果要好。

如果患者患肢无有活力的肱肌或者肱二头肌,这些肌肉需用游离肌肉移植,如带血管蒂的股薄肌,并用肋间的肌皮神经移植。当神经恢复不太可能,或者功能恢复停滞时可行肌腱移植修复神经。当无其他方法选择时,可行背根神经切除做姑息性止痛治疗。

(4)肌骨系统损伤的治疗:对于肌骨系统的损伤,如肩锁关节脱位、锁骨骨折、胸锁关节脱位等,需根据具体情况,行切开复位内固定治疗。早期切开复位内固定手术后,可以维持肩胛带稳定,有利于保护修复后的损伤血管。一般情况下,切开复位内固定恢复肩胛带稳定后再行血管神经的修复,但也有时候,如锁骨中段骨折患者可先行神经血管的修复,然后再调整锁骨长度固定。早期恢复肩胛带稳定可以使肘上截肢患者早日行康复锻炼。如果没有大动脉损伤修复,对于肌骨系统的损伤建议予以非手术外固定治疗。

但是,肩胛胸壁分离性损伤是否行内固定治疗仍有争议。这不仅与肌骨韧带损伤的类型,而且跟是否伴有需要修复或重建的神经血管损伤有关。根据肩胛带部骨与韧带环的类型,Goss 等提出了肩部提举复合体概念。这个概念高度重视躯干与肢体的 2 个连接结构,即肢体与锁骨和肩胛骨侧面部分。这 2 个结构都通过骨韧带环结构连接,包括喙突、喙锁韧带、锁骨远端、肩锁韧带,以及肩峰和关节囊。只损伤其中 1 个骨韧带环通常不需要手术治疗,但是当累及 2 个及 2 个以上韧带环时,通常认为不稳定而需要手术重建。

第二节　锁骨骨折

一、应用解剖

锁骨是胚胎时期第一块发生骨化的骨(胎儿时期第 5 周),同时也是唯一的仅通过膜内化骨的长骨。锁骨为S形长骨,是连接肩胛带与躯干的支架,位于胸骨和肩峰之间。全长分一体两端,中间部分为锁骨体,较细,略呈四角柱状,皮质甚厚,内侧为胸骨端,外侧为肩峰端。其内侧部凸向前,占锁骨全长的2/3～3/4,外侧部凸向后,约为全长的1/3～1/4。锁骨的胸骨端肥大,末端有鞍状关节面,与胸骨形成胸锁关节。其肩峰端粗糙而扁宽,末端有卵圆形关节面,与肩胛骨的肩峰相连接,构成肩锁关节。锁骨的形状和其功能相互一致,外1/3扁平适合承受肌肉和韧带的牵拉,内1/3呈管状适合承受轴向的压力和拉力,有利于保护其深面的重要神经血管结构,中1/3较为薄弱,特别是轴向的负荷更易使其发生骨折。锁骨的血运甚为丰富,主要由肩胛上动脉和胸肩峰动脉供给。肩胛上动脉发出滋养动脉在锁骨中1/3后面进入骨内。骨膜动脉较多,主要在锁骨两端进入,于骨内互相吻合成网,故锁骨骨折和手术截断锁骨均易骨性愈合。

锁骨虽然位于皮下,但由于其表面有颈阔肌越过,故该处皮肤可任意活动,具有较大的松弛性和弹性,加之锁骨的骨膜厚而坚韧,所以锁骨骨折后,其骨折断端很少穿破皮肤。虽锁骨下有大血管、神经通行,但由于锁骨中1/3下面有一浅纵沟,为锁骨下肌附着处,加之其骨膜厚而坚韧,所以即使锁骨骨折也不易引起血管神经损伤。另外,锁骨还有4条主要肌肉附着,在外侧部的前上缘有斜方肌、前下面有三角肌;在内侧部的前上缘有胸锁乳突肌的锁骨头,前下缘有胸大肌锁骨部。

当锁骨骨折后,内侧骨折端因胸锁乳突肌的牵引力大于胸大肌,故向后上方移位,而外侧骨折端因上肢重力的作用移向前下方。

锁骨骨折占全身骨折的3.96%,位于全身各部位骨折的第7位,锁骨骨折常发生于中外1/3交界处,即在喙锁韧带附着的近侧。该处锁骨最窄,又是前后弧形的交界处。锁骨骨折多见于儿童,其中10岁以下儿童为全身各部位骨折的第二(女)、第三(男)位。儿童时期锁骨骨膜比较发达,幼儿骨折后,骨折端被坚韧的骨膜固定,故很少发生移位,常呈青枝状。有移位的骨折,内侧段受胸锁乳突肌的牵拉向上移位。外侧段主要由于上肢重力作用与胸大肌、胸小肌及肩胛下肌等的牵拉向前下移动,并由这些肌肉与锁骨下肌的牵拉作用,向内侧造成重叠移位。此外,锁骨骨折亦可发生于外侧端,即位于喙锁韧带的远侧。该处皮质极薄,骨折常呈粉碎性。锁骨外侧端骨折,往往合并喙锁韧带断裂。骨折后,其近侧段由于斜方肌、胸锁乳突肌的牵拉向上移位。如移位超过1cm,提示喙锁韧带完全断裂,在诊断时应予以注意。治疗时必须手术修复此韧带,才能维持骨折端的复位固定。锁骨内1/3骨折甚少,多为直接暴力引起,因胸锁乳突肌及肋锁韧带的作用,骨折端很少移位。

间接与直接暴力均可引起锁骨骨折,但间接暴力较多,如跌倒时,手掌、肘部或肩部着地,传导暴力冲击锁骨发生骨折,多为横行或短斜形骨折。直接暴力亦可从前方或上方作用于锁骨,发生横断形或粉碎性骨折,粉碎性骨折片如向下移位,有压迫和刺伤锁骨下神经和血管的可能,如骨折片向上移位,有穿破皮肤形成开放性骨折的可能。

二、骨折分型

根据解剖部位,Craig 将锁骨骨折分为 3 类,此分型有助于了解骨折的部位、损伤机制及临床表现,从而选择适当的治疗方法。

1.锁骨 Ⅰ 类(中 1/3)骨折 在成人和儿童中都是最常见的,占所有锁骨骨折的 80%。锁骨中 1/3 是锁骨由内侧棱柱形向外侧扁平形移行的部位,在外力作用下易发生骨折。

2.锁骨 Ⅱ 类(外 1/3)骨折 占锁骨骨折的 12%~15%,根据喙锁韧带与骨折端的关系,Ⅱ 类锁骨骨折又分为 5 型。

Ⅰ型:骨折端无移位或轻微移位,在锁骨远端骨折中最为常见,韧带保持连续。

Ⅱ型:骨折端移位。①椎状韧带和斜方韧带连续;②椎状韧带撕裂,斜方韧带连续。因骨折端所受的外力较多,如上肢的重力将骨折远端拉向前下方;胸大肌、胸小肌和背阔肌将骨折远端拉向内前方;肢体运动时肩胛骨的旋转能作用会使骨折远端发生旋转;三角肌和胸锁乳突肌将骨折近端拉向后上方;因此有较高的骨折不愈合率。

Ⅲ型:关节面骨折,无韧带损伤,易发生远期的肩锁关节退行性变。

Ⅳ型:韧带和骨膜连续,与骨折近端一同移位,发生在儿童,易被误诊为肩锁关节完全脱位。

Ⅴ型:骨折粉碎,韧带多保持完整,与小的碎骨块相连。

3.锁骨 Ⅲ 类(内 1/3)骨折 占锁骨骨折的 5%~6%,根据韧带结构的完整性又可分为 5 型。

Ⅰ型:骨折端无移位或轻微移位,韧带保持连续。

Ⅱ型:骨折端移位明显,韧带撕裂。

Ⅲ型:关节内骨折易造成关节退行性变。

Ⅳ型:骨骺分离,发生在儿童。

Ⅴ型:骨折粉碎。

三、临床表现

锁骨位置表浅，骨折后局部肿胀、皮下瘀血、压痛或畸形，可能摸到骨折断端，如骨折移位并有重叠，肩峰与胸骨柄之间的距离变短。患肩下沉并向前内倾斜，头部偏向伤侧，使胸锁乳突肌松弛来缓解疼痛，上臂贴胸不敢活动，健手托扶患侧肘部，以减轻上肢重量牵拉引起疼痛。单纯关节面骨折时，需做特殊位置的 X 线检查，否则易于漏诊。

幼儿多为青枝骨折，皮下脂肪丰满，畸形不明显，因不能自诉疼痛位置，只有啼哭表现，但病儿头多向患侧偏斜，颌部转向健侧，此为临床诊断特点之一。

有时直接暴力引起的骨折，可刺破胸膜发生气胸，或损伤锁骨下血管和神经，出现相应症状和体征。

前后位和 45°斜位片可检查中 1/3 及内 1/3 锁骨骨折，外 1/3 锁骨骨折有时需行应力位 X 线检查，以确定喙锁间隙有无增宽。

四、诊断

为精确诊断肩锁关节及胸锁关节内的骨折，有时需要 CT 或 MRI 检查锁骨位置表浅，骨折后局部肿胀、皮下瘀血、压痛或有畸形，可能摸到骨折断端，如骨折移位并有重叠，肩峰与胸骨柄之间的距离发生改变。

五、合并伤

锁骨骨折的相关损伤包括：

1.相关的骨骼系统损伤　相关的骨骼系统损伤包括肩锁关节和胸锁关节的骨折及脱位，喙突骨折，第 1 肋骨骨折（常见，但容易被漏诊，常合并肺、臂丛和锁骨下血管的损伤）及肩胛与胸部分离。

2.肺和胸膜的损伤　出现气胸或血胸。

3.臂丛神经损伤　少见。尺神经因与锁骨中 1/3 接近，最易受累。

4.血管损伤　因锁骨下肌和深部较厚的颈部筋膜的保护，一般不会发生血管损伤。但有报道即使在青枝骨折，因骨折端的成角畸形也会出现对血管的压迫。血管损伤包括血管壁的缺损，血管闭塞、痉挛和急性压迫。锁骨下动脉、锁骨下静脉和颈内静脉损伤最为常见，其中锁骨下静脉因被腱膜固定于锁骨，最易被撕裂，而导致致命性的大出血。

胸锁和肩锁关节内骨折易发生创伤性关节炎，但远端锁骨骨折后引起的退行性变更为常见。在 X 线片上可能有囊性变、骨刺、肩锁关节缩窄和锁骨远端吸收等表现。

六、治疗

1.保守治疗　自 1929 年 Lester 报道了锁骨骨折的治疗以来,目前已有 200 多种方法。这些方法大致可分为两大类:一类是单纯支持固定,包括单纯三角巾固定、肩石膏等;另一类是闭合复位后的外固定,包括"8"字绷带、"8"字石膏绷带、肩"人"字形石膏等。尽管不同的作者推荐了各自不同的治疗方法,但有一个问题始终存在,那就是骨折复位后难以维持稳定,畸形在一定程度上始终存在。绝大多数锁骨骨折用非手术方法治疗可取得优异的疗效,锁骨骨折极少发生骨折不愈合,即使骨折畸形愈合,对日后功能的影响亦甚微。

保守治疗应遵循以下原则:①支持肩袖,使骨折远端向上、向外和向后。②向下压骨折近端。③维持复位后的稳定性。④尽可能地使患侧肘关节和手早期活动。

(1)悬吊患肢:青枝骨折、不全骨折或内 1/3 移位不大的骨折,用三角巾或颈腕吊带悬吊患肢 1～2 周,疼痛消失后开始功能锻炼。

(2)复位固定:有移位的骨折,手法复位,"8"字形石膏固定 4～5 周。如患肢有麻木、疼痛、肿胀、苍白.应随时复查,将固定的石膏做必要的修整。

手法复位可在局麻下进行。患者坐在木凳上,双手插腰,肩部外旋后伸挺胸,医生站于背后,一脚踏在凳上,顶在患者肩胛间区,双手握住两肩向后、向外、向上牵拉纠正移位。复位后纱布棉垫保护腋窝,用绷带缠绕两肩在背后交叉呈"8"字形,然后用石膏绷带同样固定,使两肩固定在高度后伸、外旋和轻度外展位置。固定后即可练习握拳、伸屈肘关节及双手插腰后伸,卧木板床休息,肩胛区可稍垫高,保持肩部背伸。3～4 周拆除。锁骨骨折复位并不难,但不易保持位置,愈合后上肢功能无影响,所以临床不强求解剖复位。

2.手术治疗

(1)手术治疗指征:开放骨折;合并血管、神经损伤的骨折;有喙锁韧带断裂的锁骨外端或外 1/3 移位骨折;骨折畸形愈合影响功能,不愈合或少数要求解剖复位者,可切开复位内固定。内固定方法可视骨折的类型和部位等不同,选择"8"字钢丝、克氏针或钢板螺丝钉固定。手术患者平卧于手术台上,患侧肩部垫一扁枕。头颈偏向健侧,使其颈胸距离增宽,便于手术。

(2)麻醉:局部麻醉或高位持续硬脊膜外麻醉。

(3)手术步骤:在锁骨前下缘做一与锁骨平行之横行切口。以病变为标志,沿锁骨下缘向内、向外延长,其长度根据病变的手术要求决定。沿切口切开皮肤、皮下组织和深筋膜,并将皮瓣适当向上、向下游离,沿切口的方向切开颈阔肌,显露出锁骨,再按切口的位置,作为锁骨骨膜的切口。沿锁骨骨膜切口,切开骨膜,并在骨膜下剥离,显露出锁骨。在剥离锁骨后方骨膜时,要紧贴锁骨,以免损伤锁骨后方的锁骨下动脉和胸膜。

说明:整个锁骨从肩峰端起到胸骨端止,可在皮下找到,因此用锁骨前方偏下的进路可以得到一个直视下的满意的显露,便于手术的进行。手术中注意在切开颈阔肌和骨膜时,须沿锁骨上缘切开,这样使皮肤切口和肌肉切口不在一个平面上,以免两者粘连。在剥离锁骨骨膜后方时,要紧贴锁骨进行,而且剥离器控制要稳,以免损伤锁骨后血管、神经和胸膜。如果将切口延长到外侧1/3,在锁骨的上方可见斜方肌。如果将切口延长到胸骨柄,则可见到胸锁乳突肌。克氏针内固定是治疗锁骨骨折最常用的手术方法。因其手术操作过程简单、安全、可靠,术后无需特殊固定等优点,被临床医生广泛采用。但因克氏针抗弯曲和防止旋转的作用较小,术后肩关节活动时骨折端能产生松动,很多患者因术后克氏针的松动、退针、顶磨皮肤,甚至穿透皮肤,给患者造成很大的痛苦,影响了治疗的质量。

传统的克氏针固定法有2种穿针方式:一种是钻入法,用骨钻将克氏针先逆行钻出锁骨远折端,复位后再顺行钻入近折端,在近折端髓腔转弯处停止或钻入皮质骨,成为直针固定。这种固定方式,因克氏针进入锁骨近折端的距离较短,钻入克氏针时对针周围的骨质有一定的损伤,克氏针与骨的接触相对较松,固定的牢固程度受到一定的影响。另一种是打入法,如果选用克氏针较粗或针尖不光滑,或其他原因不能使克氏针顺着髓腔滑入近端,其结果也是直针固定。直针固定时,克氏针本身不具有弹性,针与骨的摩擦力较小,当骨折两端轻微摆动时,针与骨的接触面及摩擦系数不断发生变化,加速了接触面骨质吸收。随着骨质吸收的增加,克氏针逐渐出现松动而发生退针现象,针尾逐渐顶起皮肤,产生疼痛,严重者顶透皮肤,给患者造成很大的痛苦。顶透皮肤后疼痛虽可减轻,但增加了组织感染的机会。弯针固定属于弹性固定。此种方法克氏针进入锁骨近端的距离长,针与髓腔接触紧密。当骨折两端发生微动时,针的两端随同骨折端微动。而克氏针与骨的接触面及摩擦系数基本不变,当骨与针的接触面有所吸收时,由于克氏针的弹性存在,使接触面仍然保持紧密的接触,有效防止了克氏针的松动及退针现象。而克氏针尾的折弯使其锋利的尖端避免了与皮肤的接角,减轻了皮肤的损伤,明显减轻了患者的痛苦。但应注意的是:①选择弹性好的克氏针容易通过锁骨的弯曲处。②克氏针的近端头部必须光滑,减少打入时的阻力,避免打入髓腔壁内而成为直针固定。③克氏针的近端折弯角度要适当,确保顺利通过锁骨弯曲处。④锁骨近端骨折因近端髓腔无曲度,不适于此法。

锁骨远近端骨折的手术方法同肩锁关节或胸锁关节。

七、晚期并发症

1.骨折不愈合　　锁骨骨折不愈合的发生率为 $0.9\%\sim4\%$ 。Neer 报道保守治疗的锁骨骨折,骨折不愈合率为 0.8% ,手术治疗锁骨骨折,骨折不愈合率为 3.7% 。易导致锁骨骨折不愈合的因素有:①固定不牢固。②严重的创伤。③再发骨折。④远 1/3 骨折。⑤骨折有明显移位。⑥初期切开复位。

2.畸形愈合　　儿童锁骨骨折,锁骨短缩非常常见,但对上肢功能影响不大。短缩和成角畸形也可以被重新塑形。成人锁骨骨折畸形愈合后,没有重新塑形的能力,常常遗留短缩和成角畸形。

3.神经血管并发症　　儿童锁骨骨折愈合后,大量的骨痂很少压迫肋锁空间,而且随着时间的推移,骨痂逐渐减少。而成人锁骨骨折,无论骨折愈合还是骨折不愈合都可能出现后期神经血管并发症。正常情况下,肋锁间隙有足够的空间容纳臂丛和锁骨下血管,但在有些先天变异的情况下(如锁骨分叉及没有向内或向前成角的直锁骨),肋锁间隙在骨折发生后更加狭小,从而出现神经血管的压迫。

4.创伤性关节炎　　胸锁和肩锁关节内骨折易发生创伤性关节炎,但远端锁骨骨折后引起的退行性变更为常见。在 X 线片上可能有囊性变、骨刺、肩锁关节缩窄和锁骨远端吸收等表现。

第三节　　肱骨骨折

一、应用解剖

肱骨干上端起始于外科颈,下端止于肱骨内外侧髁上缘连线。上半部分呈圆柱形,下半部分呈三棱柱形。体中部的前外侧面有呈"V"形的三角肌转子,为三角肌在肱骨的附着点。该肌止端处的凹陷是一个重要的解剖标志,它相当于肱骨的中段,是肱肌和喙肱肌的起止点及滋养动脉进入肱骨的位置。于此平面,有桡神经和肱深动脉经桡神经沟绕过肱骨背面,尺神经向后穿内侧肌间隔离开肱骨。肱骨下端前后扁平微向前倾,形成两个关节面,参与组成肘关节;其两侧突起为内、外上髁,并分别向上延为内、外上髁嵴。

肱骨的血供主要来自滋养动脉、骨骺动脉及骨膜动脉 3 个系统,上端的动脉主要来自旋肱后动脉,经小孔入骺端,故此处血供好,骨折愈合较好。肱骨体的血供主要来自肱动脉及肱深动脉发出的滋养动脉,经滋养孔入骨干后分为升、降两支,并与两端的骨骺动脉及骨膜动脉相吻合。肱骨下段的动脉主要来自肱深动脉及尺侧副动脉等。

当肱骨在不同水平发生骨折时,肱骨上的不同附着肌肉将断端向不同方向牵拉而产生不同的移位。当骨折位于三角肌止点以上时,近骨折段受胸大肌、背阔肌和大圆肌牵拉而内收,远骨折段受三角肌牵拉而外展,但因同时受肱三头肌、肱二头肌和喙肱肌的牵拉而使两骨折段重叠。当骨折位于三角肌止点以下时,三角肌牵拉近骨折段外展,远骨折段受肱三头肌和肱二头肌牵拉而向上移位。

二、损伤机制

肱骨骨折最常见的损伤机制是直接暴力,如棍棒的直接打击、机械挤压、高处坠落伤、刀等锐器的砍伤。此类骨折中开放性骨折的发生率高于闭合性骨折,而且骨折线多为横行骨折或粉碎性骨折,肱骨中上段更为多见。而摔倒时手或肘部着地暴力向上传导多引起肱骨中下段斜形或螺旋形骨折,多伴有蝶形骨折片。此外,两人之间强力掰手腕、运动员投掷标枪等亦可引起肱骨骨折。

三、分类

肱骨骨折与其他部位的骨折一样,根据不同的分类标准有多种骨折分类。最常见的按骨折的部位分为肱骨上段骨折、中段骨折和下段骨折。根据骨折端是否与外界相通而分为开放性骨折和闭合性骨折。按骨折线的形状分为横断骨折、螺旋形骨折、粉碎性骨折和多段骨折。根据是否有病理因素的存在而分为创伤性骨折和病理性骨折。

AO 的骨折分类则根据骨折的部位和类型将每个骨折予以统一的标准化分类。前两位代表骨折的部位,后三位代表骨折的形态特点。肱骨干为 12,表示骨折形态的第三位为型(以 ABC 表示),第四位和第五位分别表示组和亚组。随分类的数字越大则损伤的能量越大,骨折越严重。这样的统一分类有助于不同学者之间的交流和资料的积累。

四、临床症状和体征

和其他骨折一样,肱骨骨折可出现疼痛,肿胀,活动受限,局部压痛、畸形、反常活动及骨擦音等。此外,还应仔细检查前臂及手的血管神经功能,以免遗漏肱动脉、桡神经损伤患者。对于间接暴力致伤的患者还应仔细检查从手、腕、前臂、肘部、上臂至肩关节锁骨在内的暴力传递的整个上肢,以免遗漏。有些骨折不一定有明显的体征,对于怀疑骨折的患者应该常规行肱骨 X 线片检查,而不应强求骨折的特有体征,以免加重患者的痛苦和损伤。X 线片应包括肱骨上、下端。对于高度怀疑的患者,应在石膏等保护下 2 周后复查 X 线片。

五、治疗

肱骨骨折的治疗方法主要可以分为保守治疗和手术治疗。保守治疗主要有石膏、牵引等。手术治疗的方法主要有钢板、髓内钉、外固定支架等。在具体治疗中应根据骨折的类型、患者的职业对治疗的要求、医生的经验、医院的医疗水平和设备、患者的期望值等具体情况具体分析。总的原则是:用最简单、最安全的方法尽最大努力地恢复患者肢体的功能。

1.保守治疗　由于肩关节的功能代偿,在四肢骨折中,肱骨达到功能复位的标准最低。一般认为肱骨短缩<2cm,侧方移位<1/3,前后成角<20°,外侧成角<30°,<15°的旋转畸形都是可以接受的,对功能无明显影响。

保守治疗优点是费用低,免于开刀的痛苦和恐惧,以及可以避免手术失败带来的桡神经损伤、感染等不良后果。但治疗期间患者生活质量较低,如采用悬垂石膏等治疗患者夜间无法平卧等。

保守治疗的适应证:移位不明显的简单骨折和有移位的骨折(经手法整复后达到功能复位的标准)。

常用的治疗方法:

(1)悬垂石膏:1933 年首次用于治疗肱骨干骨折的悬垂石膏是非手术疗法中使用较多的一种。这种石膏固定术对于较大斜面的肱骨骨折的疗效要比横行及短斜形满意。常见的缺点:石膏笨重,引起患者的不适及肩关节功能障碍;一部分骨折成角愈合;石膏很难做到稳固固定,患者肥胖时尤其如此;一些患者因骨折断端分离导致延迟愈合或不愈合;尤其在老年人,应防止肩关节半脱位。悬垂石膏为管形长臂石膏,上自骨折近侧至少 2～3cm,下至腕部,在腕桡侧加环,经环将伤肢悬吊于胸前,利用石膏的重量做持续牵引。在石膏固定后的 2 周内,患者只能取坐位或半卧位而不能平卧,且可通过改变石膏的厚度来调整牵引的力量。

(2)手法复位和小夹板固定:采用相应手法整复移位,再在上臂前、后、内、外侧共用 4 块小夹板做外固定,扎带松紧要适宜,过松可引起再移位,过紧可影响患肢的血循环。熟悉小夹板固定方法,并注意定期观察,常能获得满意疗效。此法比用石膏或牵引更方便。

(3)其他方法:有"U"形石膏、塑料支架、肩"人"字形石膏、胸肱石膏、尺骨鹰嘴骨牵引等。

2.手术治疗　尽管非手术疗法相关类型的肱骨骨折愈合率较高,并发症少,但仍有一部分肱骨骨折需行手术治疗。切开复位内固定的适应证:①保守治疗不能达到满意的对位和对线;②合并的肢体损伤需要早期活动;③多段骨折;④病理性骨折;⑤骨折伴有大血管损伤;⑥伴发损伤的治疗要求卧床休息;⑦漂浮肘。有些肱骨干骨折伴有肘关节骨折,需要早期活动该关节,是内固定的相对适应证。严重的神经疾患,如不能控制的帕金森病,不可能配合闭合方法治疗,也可以是一个适应证。同时做上肢和下肢牵引常很困难,在这种情况下,对肱骨干骨折也可选用切开复位内固定治疗。

对于长斜形骨折可以有限切开,用螺钉对骨折端进行加压固定。

钢板内固定术:钢板内固定术为手术疗法中的常用方法,以 AO 动力加压钢板为代表,骨折愈合率可达 96% 以上,不愈合率为 6.7%~10.2%。钢板内固定术相比较而言对手术操作要求高,发生并发症的机会多,特别是桡神经损伤,可达10%~16%,骨髓炎的发生率为 6.9%,再次取钢板有损伤桡神经的危险。

髓内针技术:治疗长骨骨折的髓内针技术由 Rush 及 Kuntscher 首先创立,他们分别采用的是弹性及钢性髓内针。髓内针技术与钢板内固定相比,有几个明显的优点,即较少的创伤便可复位骨折端,保护骨外的血运,神经血管损伤的可能性减少。虽然肱骨的解剖结构适于行髓内针固定,但由于髓内针抗旋能力差、易滑出等缺点,过去使用较局限。Stern 等 1984 年对 70 例行髓内针固定的肱骨骨折进行回顾性研究表明,并发症的发生率为 67%。

为了解决髓内针抗旋能力差及易滑出的缺点,人们对髓内针技术进行改进,逐步采用多根 Ender 髓内针技术,继续发展了带有交锁装置的髓内钉,这样便达到抗旋、防滑、稳定固定的目的。有不少学者报道此技术疗效优良,但 Robinson 等的报道中 30 例患者有 12 例因锁定不良针尾撞击肩部引起疼痛,导致肩关节功能障碍。5 例患者虽固定良好,但肩关节功能仍恢复较差,提示手术进针时肩袖损伤。术后的并发症为 87%。现在还有膨胀自锁髓内钉,依靠髓内钉与骨髓腔之间的摩擦力达到稳定,目前还需进一步的随访观察。

髓内钉可由骨的任何一端插入,但我们通常愿从近端插入。若从远端插入,髓内钉必须有足够的长度,以进入肱骨头的松质骨部,因为肱骨干的近 1/3 髓腔宽大,不能充分固定髓内钉,髓内钉的远端必须与后侧皮质平齐,否则可能刺激肱三头肌。Strothman 等通过尸检研究发现:与完整标本相比,具有逆行入口标本的扭力降低 30%～40%。

钢板和髓内钉各有优缺点,AO 动力加压钢板抗旋、抗弯性能强,固定牢靠,愈合率高。但操作技术要求高,创伤大,感染等并发症多,尤其是对桡神经的损伤。髓内针技术使手术创伤降低,保护了骨的血运,也使钢板固定术中容易出现的桡神经损伤机会减少。为了更好地抗旋及防止髓内针滑出,交锁钉逐渐代替了以往的髓内针。目前用于肱骨的带锁髓内钉系统有数种,基本概念、适应证和技术操作适用于大多数带锁髓内钉系统。这些系统的不同之处主要在于近端锁钉的方向、钉的横断面形状和远端锁钉的方法。但都有操作易出现失误、手术时间长、在 X 线下暴露时间长等缺点,近端螺钉的拧入还有伤及腋神经的危险。膨胀自锁髓内钉试图靠自身几何形状的设计克服这些缺点,并能达到稳定固定,但实验表明其抗弯、抗旋能力明显劣于交锁钉。

外固定支架适用于肱骨严重粉碎性骨折、骨折伴骨缺损、需要多次清创的严重开放性骨折、表面皮肤条件差而不能切开复位的严重开放性骨折。首选单平面、外侧固定的固定架。术中应该注意保护桡神经,桡神经在肱骨中、远 1/3 交界处穿过外侧肌间隔,如有必要,应手术分离。骨折上下端各使用两枚粗的固定架针,距骨折处至少 3cm。如果必要,最近侧的固定针应沿三角肌止点前缘从前外方向插入。对于远侧 1/3 骨折,必须把较低处的固定针从外向内穿过肱骨小头和滑车的中心。滑车的内侧皮质不应破坏,避免损伤尺神经。把较高处的固定针经尺骨鹰嘴窝外侧柱插入,此处要避免桡神经损伤。固定架两端固定针的针距应接近 5cm 或 > 5cm,防止固定针的失败。固定架固定后,一定不能限制肘关节活动。一旦 X 线显示骨折完全愈合,可去除连接杆,检查骨折是否临床愈合。

六、合并症

1.桡神经损伤　　肱骨干骨折合并症中以桡神经损伤最常见。桡神经紧贴肱骨干后方的桡神经沟走行,它在上臂远端穿过外侧肌间隔前行进入前臂的位置相对固定,如遇较大的暴力,骨折移位明显或者搬动过程中缺乏有效固定,骨折端或骨折碎片直接损伤神经,也可以是锐器等直接损伤桡神经。通常桡神经损伤是挫伤或轻度牵拉伤,也可以是部分或完全断裂。损伤后表现为垂腕、垂拇、垂指、虎口区痛触觉消失。但应注意在屈曲掌指关节的情况下仍能伸指间关节,这是手部内在肌肉的作用。

一般以非手术方法治疗肱骨干骨折,用动力夹板固定腕关节和手指。如骨折已愈合,经 3~4 个月神经功能还没有恢复,可做神经探查。因为神经常仅为挫伤或牵拉伤,其功能可望自行恢复。常规神经探查有可能增加不必要的手术和并发症。早期探查和修复断裂神经的效果并不比后期修复效果好。保守治疗观察已超过 3 个月,肌电图表现仍无进展时可考虑行神经探查术。

虽然桡神经麻痹一般采用非手术方法治疗,但也有例外情况。如果桡神经麻痹伴有肱骨干开放性骨折,应在创口冲洗和清创的同时探查桡神经;若发现桡神经完整,仅需要观察等待骨折愈合。如有证据表明桡神经被骨块刺破或嵌于骨块之间,则需要早期探查。Holstein 和 Lewis 报道了一种桡神经嵌入肱骨远 1/3 闭合性螺旋骨折的骨块间所出现的综合征。他们指出,桡神经在上臂远 1/3 穿过外侧肌间隔处活动度最小,这些远端 1/3 骨折通常呈斜形和向外侧典型成角,并伴有远侧骨块向近侧移位。桡神经被外侧肌间隔固定于近端骨块,在进行闭合复位时可能被嵌压于骨块之间。在手法整复或上臂悬吊石膏固定之前,桡神经的功能可能是正常的,而在骨折整复后桡神经的功能可能丧失。此时,应该进行神经探查。如果神经嵌压于骨端之间应游离神经,并对骨折做内固定。笔者在这种情况下选择加压钢板固定骨折。如果因为一些其他适应证,如多发伤、粉碎性骨折、漂浮肘或大血管损伤等需要切开复位和内固定早期修复肱骨骨折时,也应该做早期神经探查。对开放性骨折进行早期清创时,也应探查神经。

2.血管损伤   肱骨干骨折合并血管损伤是一种紧急情况,需及时恰当处理。血管造影是检查血管的损伤位置和情况的金标准。但有时由于客观条件限制,不必完全依靠血管造影。一旦怀疑有血管损伤,就应做好手术探查的准备。先行骨折内固定,再行血管修复。

3.骨折延迟愈合或不愈合   肱骨干骨折延迟愈合或不愈合的发生率相对较高,仅次于胫骨。除了糖尿病、贫血、严重营养不良等全身情况外,主要的局部因素包括以下几点。

(1)骨折部位:肱骨的滋养动脉通常在肱骨中下 1/3 或中点附近的前内侧进入,肱骨中下 1/3 骨折后,该滋养动脉的损伤直接影响骨折断端的血运,容易导致骨折延迟愈合或不愈合。

(2)骨折的严重程度:如高能量的 C 型骨折较 A 型骨折更容易发生延迟愈合

和不愈合。

(3)开放骨折:损伤能力大,软组织损伤严重,局部血运差,而且容易发生感染,易于发生骨折不愈合。

(4)手术时广泛剥离软组织,影响骨折端的血供,从而影响骨折的愈合。尤其要注意保留粉碎性骨折块的血供。

(5)骨折端固定的稳定性:也是影响骨折愈合的重要因素。因此应该掌握手术适应证,选用合理的固定方式,以达到骨折端的稳定固定。

(6)感染:也是影响骨折愈合的一个重要因素,术中应注意无菌操作,对于开放性骨折更应注意清创等操作。

第四节　肘部创伤

一、肘关节脱位

肘关节脱位很常见,多发生于青少年,成人和儿童也有时发生,约占全身四大关节脱位总数的一半。由于肘关节脱位类型较复杂,并以后脱位最常见,早期正确诊断及处理,后遗症少见,早期若未能及时处理或合并肘部及其他结构损伤时,常留有不同程度的肘关节功能障碍或畸形。

1.损伤机制及类型　肘关节脱位主要是由于间接暴力所致。肘部是前臂和上臂的连接结构,暴力的传导和杠杆作用是引起肘关节脱位的基本外力形式。

(1)肘关节后脱位:是肘关节脱位中最多见的一种类型,以青少年为主要发生对象。如摔倒后,手掌着地,肘关节完全伸展,前臂旋后位,由于人体重力和地面反作用力引起肘关节过伸,尺骨鹰嘴的顶端猛烈冲击肱骨下端大鹰嘴窝,即形成力的支点。外力继续加强引起附着于喙突的肱前肌和肘关节囊的前侧部分撕裂,则造成尺骨鹰嘴向后移位,而肱骨下端向前移位的肘关节后脱位。

由于构成肘关节的肱骨下端内外髁部宽而厚,前后又扁薄,侧方有副韧带加强其稳定,但如发生侧后方脱位,很容易发生内外髁撕脱骨折。

(2)肘关节前脱位:单纯肘关节前脱位较少见,常合并尺骨鹰嘴骨折。其损伤原因多系直接暴力,如肘后直接遭受外力打击或肘部在屈曲位撞击地面等,导致尺骨鹰嘴骨折和尺骨近端向前脱位。这种类型脱位肘部软组织损伤较严重。

(3)肘关节侧方脱位:多见于青少年。分为内侧脱位和外侧脱位2种,通常是肘关节处于内翻或外翻应力所致,伴有肘关节的侧副韧带和关节囊撕裂,肱骨的下端可向桡侧或尺侧破裂的关节囊侧移位。因强烈内外翻作用下,由于前臂伸肌群或屈肌群猛烈收缩引起肱骨内、外髁撕脱骨折,尤其是肱骨内上髁更容易发生骨折。有时骨折片可嵌在关节间隙内。

(4)肘关节分裂脱位:这种类型脱位极少见。由于上下传导暴力集中于肘关节时,前臂呈过度旋前位,环状韧带和尺桡骨近侧骨间膜被劈裂,引起桡骨头向前方脱位,而尺骨近端向后脱位,肱骨下端便嵌插在二骨端之间。

2.临床表现　外伤后,肘关节肿痛,关节置于半屈曲状,伸屈活动受限。如肘后脱位,则肘后方空虚,鹰嘴部向后明显突出;侧方脱位,肘部呈现肘内翻或外翻畸形。肘窝部充盈饱满,肱骨内、外髁及尺骨鹰嘴构成的倒等腰三角形关系改变。

3.治疗

(1)手法复位:新鲜肘关节后脱位的手法复位,多用牵引复位法。局部或臂丛神经阻滞麻醉,如损伤在半小时内亦可不使用麻醉。术者一手握住伤肢前臂旋后,使肱二头肌松弛后进行牵引,助手双手紧握患肢上臂作反牵引,先纠正侧方移位,再在继续牵引下屈曲肘关节,同时将肱骨稍向后推,复位时可感到响声,如已复位,关节活动和骨性标志即恢复正常,如果一人操作,可用膝肘复位法或椅背复位法。

注意事项:复位前应检查有无尺神经损伤,复位时应先纠正侧方移位,有时要先将肘稍过伸牵引,以便使嵌在肱骨鹰嘴窝内的尺骨冠状突脱出,再屈肘牵引复位。若合并肱骨内上髁骨折,复位方法基本同单纯肘关节脱位,肘关节复位之时,肱骨内上髁多可随之复位;但有时骨折片嵌入肱尺关节间隙,此时将肘关节外展或外翻,使肘关节内侧间隙增大,内上髁撕脱骨折借助于前臂屈肌的牵拉作用而脱出关节得以复位。若骨折片虽脱出关节,但仍有移位时,加用手法复位,及石膏固定时加压塑形。如果嵌顿无法复位者,需要考虑手术切开。

对于某些肘关节陈旧性脱位(早期)的手法复位,需在臂丛麻醉下,做肘部轻柔的伸屈活动,使其粘连逐渐松解。将肘部缓慢伸展,在牵引力作用下逐渐屈肘,术者用双手拇指按压鹰嘴,并将肱骨下端向后推按,即可使之复位。如不能复位时,切不可强力复位,应采取手术复位。如合并有尺神经损伤,手术时应先探查神经,在保护神经下进行手术复位,复位后宜将尺神经移至肘前,如关节软骨已破坏,应考虑作肘关节成形术或人工关节置换术。

复位后的处理:复位后,用石膏或夹板将肘固定于屈曲 90°位,3~4 周后去除固定,逐渐练习关节自主活动,要防止被动牵拉,以免引起骨化肌炎。

(2)手术治疗

①手术适应证:新鲜脱位闭合复位失败者;肘关节脱位合并肱骨内上髁撕脱骨

折,骨碎片复位差;陈旧性肘关节脱位,不宜闭合复位者;一些习惯性肘关节脱位患者。

②开放复位:需在臂丛麻醉下,取肘后纵形切口,肱骨内上髁后侧暴露并保护尺神经。肱三头肌肌腱做舌状切开。暴露肘关节后,将周围软组织和瘢痕组织剥离,清除关节腔内的血肿、肉芽及瘢痕。辨别关节骨端关系并加以复位。缝合关节周围组织。为防止脱位可采用一枚克氏针自鹰嘴至肱骨下端固定,1～2周后拔出。

4.并发症　僵直和创伤后关节炎是肘关节脱位后的常见并发症。早期解剖复位对防止关节炎改变是必要的,但可能会有一定程度的关节伸直受限。

异位骨化很常见,包括侧副韧带和关节囊的钙沉积,但它很少需要治疗。严重的异位骨化几乎可以造成肘关节的完全融合。异位骨化在脱位后很常见,最早可于伤后3～4周在X线摄片上看到,它的严重程度似乎与损伤的大小及固定时间的长短有关,也与肘关节早期被动牵拉有关。坚强的内固定、骨折修复后彻底冲洗软组织、早期活动也许可减少异位骨化。

二、桡骨头脱位

1.解剖与分型　桡骨头参与2个关节的组成:其环状关节面与尺骨桡切迹环状韧带和方形韧带的束缚构成上桡尺关节;桡骨头凹与肱骨小头构成肘关节的肱桡部分。在临床上诊断桡骨头脱位一般都以肱桡关系的改变进行判断。正常情况下,在肘关节正位X线片上,桡骨干上段轴线向近侧的延长线应通过肱骨小头关节面的中点,向内侧或向外侧的偏移均视为桡骨头脱位。在侧位片上,肱骨小头与桡骨头凹在肘关节任何的屈伸位置上都是一个相应的杵臼关系。在肘关节屈曲90°的侧位X线片上,桡骨干轴线向近侧的延长线应通过肱骨小头中心,向前或向后的移位分别诊断为前脱位或后脱位。

桡骨头脱位一般分为前脱位和后脱位2种类型。

前脱位:桡骨头脱位于肱骨小头前方,为前臂旋前暴力所致。当前臂处于旋前位,桡侧突然遭受暴力冲击时,也可造成桡骨头前脱位。暴力大者,将桡骨头推向尺侧嵌入肱肌肌腱中,闭合复位难以成功。

后脱位:桡骨头脱位于肱骨小头后方,为前臂轴向暴力所致。其发生机制为当肘关节过度屈曲时,桡骨头与肱骨小头上位的桡骨窝相抵,前脱位已无空间。当前臂于旋前位,桡骨干即斜向交叉在尺骨干上,其纵轴方向为自内下斜向外上,桡骨头已具向外后脱位之势。此刻若前臂遭受轴向暴力,自腕部沿桡骨干向上传达,即迫使桡骨头冲破环状韧带向后外方脱出,由于与肱骨小头撞击,常合并桡骨头前侧边缘骨折。若暴力仍未中止,进而发生下桡尺关节分离,形成前臂两极性脱位或同时发生尺骨骨折。

根据桡骨头脱位的程度分为2度。

Ⅰ度:肱桡关节的杵臼关系移位,但未完全分离,即桡骨头半脱位。

Ⅱ度:肱桡关节的杵臼关系完全移位,桡骨头脱出在肱骨小头的前方或后方,即桡骨头完全脱位。

陈旧性孤立性桡骨头脱位在X线片上的特点是桡骨头凹发育呈凸状,桡骨干发育较长,这是由于桡骨头长期失去肱骨小头的生理挤压所造成的。陈旧性孟氏损伤应伴有尺骨弯曲畸形,必要时拍健侧前臂X线片对比。先天性桡骨头脱位是双侧性的,一般无临床症状。

2.鉴别诊断　桡骨头脱位的诊断一般不会发生困难,关键在于与陈旧性桡骨头脱位、陈旧性孟氏骨折和先天性桡骨头脱位相鉴别,以便选择正确的治疗方法,可从以下几个方面考虑:外伤史,临床体征,X线片显示的桡骨头形状,尺骨是否异常弯曲。与对侧前臂X线片对比,给予正确诊断,杜绝医源性伤害。

3.治疗　新鲜性桡骨头脱位的复位一般比较容易。复位后,前脱位肘关节屈曲90°,前臂旋后位固定;后脱位肘关节半伸位,前臂中立位固定,固定时间为3周,固定器材为长臂石膏托。前脱位复位后不稳定的病例,肘关节固定在过屈位,以不影响前臂血运为度。复位失败的病例,应及时切开复位,修补环状韧带,不稳定者用1根克氏针固定,肘关节屈90°位,针自肘后穿入桡骨头,3周后拔除。

小儿陈旧性桡骨头脱位可采用切开复位、环状韧带重建术。环状韧带取材于肱三头肌外缘。对桡骨头凹呈凸状改变、桡骨干超长的病例,可同时行桡骨头关节面成形术和桡骨干短缩术,小儿不应行桡骨头切除术。成人陈旧性桡骨头脱位有临床症状者可行桡骨头切除术。

先天性桡骨头脱位无症状者不予处理,有疼痛、功能障碍和外观明显畸形者,可用桡骨头切除术治疗。但对儿童桡骨头骨折不应做头切除术,因为术后容易发生桡尺骨交叉愈合或桡骨头再生,所以建议不用该术式。

三、桡骨头半脱位

桡骨头半脱位又叫牵拉肘,其名称形象地描述其受伤机制和特征。本病的其他诊断名称有:牵拉性桡骨头半脱位、上尺桡关节环状韧带半脱位和保姆肘等。

本病为幼儿常见损伤,4岁以下最常见,占90%,发病高峰期在1~3岁,男孩多,左侧较右侧多见。

1.解剖特点及其发病机制　牵拉肘是在幼儿肘部伸直和前臂旋前位突然牵拉手腕部所致,在其要跌倒的瞬间猛然用力向上拽其胳膊,或给幼儿穿衣服时用力猛拉其手所致,也可在摔倒后造成,比较少见。其好发于幼儿,与其肌肉、关节囊韧带薄弱、松弛和富于弹性的特点有关。Stone、Ryan、Salt 以及 Macra 和 Freeman 等分别对不同年龄婴儿尸体标本的发病机制进行了探索,发现骨性桡骨头直径明显大于桡骨颈,两者比例与成人截然不同,并得出较为一致的结论,即牵拉肘是由环状韧带牵拉桡骨颈至桡骨头部所致。

2.临床表现与诊断　患儿牵拉伤后,常立即出现哭闹,患肢拒绝活动和持物。大多数患者家属能明确指出是由于胳膊被拽伤后引起。

检查可见患肢常处在旋前位,肘关节屈曲,或用对侧手扶着患肢。肘部一般无肿胀,桡骨头外侧拒按,肘部被动屈伸尚可,但旋前旋后活动受限,有交锁感。施力抗阻旋后引起患儿瞬间剧痛,可感觉关节内有一弹响。

X 线影像表现骨关节无明显改变,诊断价值不大。

根据牵拉伤病史和局部检查无明显骨折征象便可初步诊断,手法复位后症状消失便能确诊。仅对个别伤因不明确或临床表现不典型或者须拍片排除骨折。

3.治疗及预后　本病治疗比较简单,手法复位容易,操作前最好先哄得患儿合作。复位方法:术者一手握住患儿肱骨下段和肘部,另一手握住前臂远端,使肘关节屈曲 90°,并小心保持前臂旋前位置不变,在两手对抗牵引下迅速施力使前臂旋后,此时常可感觉关节内一声弹响,随后疼痛消失,患肢活动自如。复位后三角巾悬吊数日或 1 周,应告知患儿父母在 5 岁前牵拉手腕有再脱位的危险性。

个别患儿前臂旋后时无复位感觉,弹响可能在反复旋转前臂 1～2 次后出现。早期国外文献曾报道 1 例 5 岁患儿因环状韧带陷入关节太多而需手术切开韧带复位,但这种情况十分罕见。

大多数患儿手法复位后症状马上消失,若患肢活动完全恢复正常则无需制动,但要避免再受牵拉。个别患儿复位后局部仍有疼痛不适,或患肢尚不敢随意活动,可能是就诊晚,复位距受伤时间长,或合并环状韧带撕裂,故症状还会持续 3～5d,宜用颈腕带或长臂后托石膏固定 1～2 周,直至症状消失。

本损伤预后良好,2 岁以下容易复发,约 5% 的患儿因牵拉手腕再发脱位,这些患者最好予以石膏托固定 2～3 周。随着年龄的长大,肌肉与关节囊韧带增强则对此病有自限能力,5 岁后发病已很少见。

四、尺骨鹰嘴骨折

尺骨鹰嘴骨折是肘部常见损伤,成人多见。除少数尺骨鹰嘴尖端撕脱骨折外,大多数病例为骨折线波及半月状关节面的关节内骨折。由于肘关节伸肌、屈肌的收缩作用,骨折很容易发生分离移位。因此,在治疗时,恢复其关节面的正常解剖对位和牢固固定、早期活动关节是获得良好功能的重要措施。如果关节面对合不整齐,日后可能引起创伤性关节炎,导致关节疼痛和功能受限。

1.损伤机制　尺骨鹰嘴骨折的损伤多由间接暴力引起。当跌倒手撑着地时,肘关节呈半屈状。肱三头肌猛烈收缩,即可将尺骨鹰嘴造成撕脱骨折;或在肘部着地时,肱骨下端直接撞击尺骨半月切迹关节面和肱三头肌向相反方向的牵拉,致鹰嘴骨折。甚至可造成肘关节前脱位伴鹰嘴骨折。直接暴力打击所造成的骨折,可能是粉碎性骨折。只要在骨折发生的瞬间,肌肉收缩力量不是很强烈,骨折移位并不明显。

尺骨鹰嘴骨折后,其正常解剖关系遭受破坏,骨折近侧段和远侧段分别受到附着的伸、屈肌收缩牵拉作用,失去生物力学平衡。止于尺骨近端粗隆的肱肌和附丽于尺骨鹰嘴的肱三头肌,分别司肘关节的屈、伸运动。尺骨鹰嘴关节面侧为压力侧,鹰嘴背侧为张力侧,在二者之间是中性轴,既无压力也无张力。骨折后,通常以肱骨远端(滑车部)为支点,致骨折背侧张开或分离。这种骨折的应力特点是治疗中的注意点。

2.解剖特点　尺骨鹰嘴骨折合并肘关节前脱位完全不同于单纯的肘关节脱位,尺骨鹰嘴是尺骨近端后侧大的隆起弯曲部分。它位于皮下,尤其容易导致直接损伤。尺骨鹰嘴与尺骨近端前侧的冠状突之间形成一个大的半月形切迹,此半月切迹与肱骨滑车构成关节,它保持肘关节前后平面的活动并保持稳定性。关节软骨面与冠状突之间有一段软骨缺如区称为骨裸露区,因此在鹰嘴骨折复位时不要以为软骨面能够完全覆盖骨质。

尺骨鹰嘴的骨化中心 10 岁左右出现,16 岁左右融合。但也有成人骨骺未闭的报道,多见于双侧,有家族史。这种情况应与肘髌骨相鉴别,肘髌骨是在肱三头肌止于鹰嘴处出现的骨化。骨骺未闭,肘髌骨都应与尺骨鹰嘴骨折相鉴别,尤其肘部创伤后,必要时应拍健侧 X 线片进行对比,以防漏诊或误诊。

3.临床表现　尺骨鹰嘴骨折后局部肿胀明显。由于肘关节内积血,使肘关节两侧肿胀、隆起。压痛比较局限,有时可触及骨折线。肘关节呈半屈状,伸屈功能障碍。X 线片可见明显骨折,并明确骨折类型和移位程度。

4.骨折分型　骨折分为 4 型。

Ⅰ型:A.撕脱骨折,关节内;B.撕脱骨折,关节外。

Ⅱ型:横行或斜形骨折。

Ⅲ型:粉碎性骨折。

Ⅳ型:靠近冠状突水平的骨折,常造成前脱位。

无移位骨折,必须满足 3 个条件:①骨折块分离小于 2mm;②肘关节屈曲 90°时,移位无增加;③可以主动抗重力伸肘。

5.治疗

(1)手法复位

①无移位骨折:不完全骨折无需复位,一经确诊,即可用上肢托石膏固定于功能位置。3~4 周后拆除石膏,进行功能锻炼。

②轻度移位骨折:在无麻醉下将肘关节置于 130°~140°位,使肱三头肌放松。术者握紧伤肢的上臂,一手用鱼际抵于鹰嘴尖部,用力推按,使骨折对合复位。复位后上肢伸 130°,石膏托固定,3 周后开始功能锻炼。

(2)手术开放复位和内固定:骨折移位明显,经手法复位失败或不宜手法复位者均应采用手术切开复位内固定治疗。

钢丝交叉固定:于骨折线两面侧约为 1.5~2.0cm 处,相当于鹰嘴厚度的 1/2 处横向各钻一孔,将 22 号钢丝一端穿过骨折的近端或远侧端的骨孔,再斜向绕过鹰嘴背侧贯穿另一骨孔,使绕过骨折线的钢丝在鹰嘴背侧紧贴骨面呈"8"字形交叉,抽紧钢丝打结并扭紧固定。张力带固定后,将肘关节轻轻伸屈活动,在直视下观察骨折对位是否足够稳定。上肢石膏固定,肘关节固定在 90°或略＞90°,2~3 周后拆除石膏,进行关节功能活动。

克氏针钢丝张力带固定:克氏针穿过骨折线的,自尺骨上 1/3 骨嵴两侧穿出,留 3cm 针尾并折弯,以防克氏针滑动后针尾刺激皮肤影响关节功能活动。将钢丝绕过鹰嘴尖及骨干的针尾在尺骨背面交叉,组成张力带钢丝固定。则术后可不用外固定,早练习肘关节活动,可使肘关节功能早日恢复。

五、桡骨近端骨折

桡骨近端骨折(桡骨头、颈骨折)是成人较为常见的肘部损伤,常常合并有其他的损伤。随着对骨折类型及相关软组织损伤认识的增多,骨折内固定技术的提高,对于桡骨近端骨折(桡骨头骨折)要重新认识和评价。桡骨头是肘部第二个重要的稳定结构,很显然,在肘部最重要的稳定结构被损伤的前提下,再行桡骨头切除是不当的。

1.损伤机制　一般多是从高处跌落或摔伤,肘伸直,前臂旋前手着地位,暴力经桡骨下端向上传达,使桡骨头撞击肱骨小头。肩外展时,肘伸直支撑身体的同时伴有强大的外翻力,可使桡骨头外侧劈下,或合并内侧副韧带及肘关节脱位的联合损伤。

2.分型

Ⅰ型骨折(无移位骨折):桡骨头纵轴平行或斜行劈列骨折,或头颈之间嵌插,桡骨头外形正常。

Ⅱ型骨折(有移位骨折):可表现为桡骨头边缘劈裂,1/3、1/2纵形劈裂向外下移位;或桡骨头颈部横断骨折,桡骨头向外移位。

Ⅲ型骨折(粉碎性骨折):可表现为多种不同形式,如桡骨头外形正常、多发裂纹骨折,或无明显移位、桡骨头粉碎性骨折,桡骨头大体外形正常或转变移位。

Ⅳ型骨折(合并联合损伤的粉碎性骨折):本型较为少见,由于强大外翻力,使桡骨头造成粉碎性损伤,有时骨碎片可嵌入关节间隙内,或合并尺侧副韧带损伤、肘关节半脱位。

桡骨头骨折分类已经经历了相当大的进步,Scharplatz和Allgower甚至根据造成损伤的力量和方向不同把有关肘部损伤分为两大类;①纯粹轴向力造成的损伤;②继发于内翻和外翻力的移位。早期Carstam、Bakalim、Mason的分型多考虑骨折的X线片表现,而忽视了其他损伤。改进的Mason分类在其基础上补充了伴有肘关节脱位的骨折。这种分类方法被很多医者采纳。

3.临床表现及诊断　肘关节外侧局限性肿胀、压痛,关节活动受限和前臂旋转障碍,Ⅱ型、Ⅲ型、Ⅳ型骨折可有关节活动痛及骨摩擦音,或肘外展过度活动(尺侧副韧带损伤),骨块在关节内嵌插的关节交锁症状。有外伤史及相应临床表现及体征。

X线片及影像学检查对于明显骨折、移位的诊断无困难。Ⅰ型骨折早期看不清楚骨折线,但有肘外侧的明显肿胀、压痛,应做相应的治疗和观察,1~2周复查X线片如出现骨折线即可确诊。CT检查:可从横断面了解骨折粉碎、骨块移位,以及有无关节间隙内小碎骨块。二维和三维CT可立体地了解骨折移位方向,为手术和治疗提供帮助。

4.治疗

(1)非手术治疗

Ⅰ型骨折:用屈肘位石膏托2~3周固定后,功能锻炼。

Ⅱ型骨折：对移位的Ⅱ型骨折，波及关节面 1/3 或移位小或骨折块关节面向外下移位，倾斜在 30°以下，可以在骨折间抽血肿（在局麻下），轻度牵引下推挤桡骨小头，同时做前臂轻度旋转活动，可使骨折得到较满意的复位，用屈肘石膏托固定3～4 周开始功能锻炼。

Ⅲ型骨折：对一些桡骨头粉碎性骨折，但桡骨头轮廓大体正常，或移位不明显，一样用石膏托固定 3～4 周后开始功能锻炼。

（2）手术治疗

①首先做切开复位内固定术：对于桡骨头骨折还多偏于内固定治疗，尽管很多报道说切除桡骨头后效果良好，但最近一些研究注意到了桡骨头切除后有桡骨向近侧移位和握力下降。

随着小型内植物的设计和应用技术的提高，使桡骨近端骨折的内固定变得更可靠。手术入路：为标准的外侧切口，辨认在肘肌和尺侧伸腕肌之间的间隙，纵形切开筋膜，清除骨折处血肿，显露骨折断端，最常见的是骨折波及桡骨头的前外侧部分，这使得容易接近复位和在可视下进行克氏针内固定（1 根或 2 根 2.0mm 或 2.7mm 螺丝钉），或手臂中立位时钢板直接应用于桡骨头和桡骨颈的外侧，不会触及近侧桡尺关节。一旦应用固定，应该在闭合伤口之前检查前臂旋转范围。

②桡骨头切除术：对粉碎、移位桡骨头骨折，关节活动受限粉碎性骨折合并肘关节半脱位，但尺侧韧带完整，或经过闭合复位不成功的病例均为桡骨头切除的指征。多数学者认为应在伤后早期（1 周内），效果最好。手术方法：肘外侧或后外侧切口，从肘后肌和伸肌之间间隙暴露肱桡关节囊，注意保护桡神经深支，清除血肿，切除桡骨头（1～1.5cm），不能低于肱二头肌腱抵止点的桡骨转子。将碎片清除干净，将骨断端修平、圆滑，关闭伤口。术后三角巾悬吊，数天后开始进行肘关节屈伸及前臂旋转活动功能锻炼。

③桡骨头假体置换成形术：对于桡骨头关节面的 1/3 以上骨折碎片，部分及完整切除桡骨头效果不好，所以选择桡骨头假体置换术，假体置换的优点是提供较正常的关节关系、减轻疼痛。内在稳定性金属植入物较聚硅酮假体优点多，其机械性能更稳定、更耐磨，而且不会在肘关节产生炎性反应。

六、肘关节损伤后遗症

肘关节损伤后遗留后遗症较多，这和肘关节的解剖有关，另外和早期的治疗不当亦有关系。

1.骨不连　骨不连常见于肱骨外髁骨折,偶尔也见于内侧髁骨折。X线片上肱骨外髁骨骺与肱骨下端明显分离,但临床上外观多不易发现。多数由于患儿外伤后没有得到及时、正确的诊断及不合理的治疗,待伤后几个月肘部功能仍不佳时再进一步诊治,此时已失去了最好的治疗时机。另外虽然诊断正确,在治疗中因各种原因造成骨折块的移位,局部纤维性连接,而发生骨不愈合。对于损伤年限短者,应积极治疗。手术时将肘关节内瘢痕切除,将原骨折面重新凿出新鲜骨面,尽量达到解剖复位,内固定要坚强。也有人提出要植骨,促进骨愈和。固定时间较新鲜骨折长,一般为8周左右。对于损伤多年、骨折块硬化、肘外翻较重者,也不应对骨折片做手术切除,即使不愈合,对于肘关节的稳定仍有一定作用。若携物角过大影响功能,宜考虑行髁上截骨术。

2.畸形　肱骨远端骺软骨损伤后都将发生不同程度的肘关节畸形。骨折时骨骺板发生损伤,造成局部血液供应障碍,或是骺软骨内的营养血管损伤,影响软骨细胞生长,导致骺软骨发育障碍。

肘内翻畸形是肘部骨折后常见的晚期后遗症,特别是整复不良的肱骨髁上骨折、髁间骨折。部分肘内翻畸形是由于肱骨下骺损伤后,其内侧部分早期闭合,在生长发育过程中逐渐形成肘内翻畸形。肘内翻畸形临床表现为携物角消失成负角,行走中手臂自然摆动时肘部向体侧突出,极为显眼。肘关节活动多无障碍(如为髁间骨折后遗症则常有功能障碍)。必须拍摄肘关节X线片,以判明其成因,并通过X线片测量肘内翻的度数,制订截骨矫形方案。通常以肱骨髁上截骨术(角度截骨)矫正畸形,矫正的角度为肱内翻的度数加上正常携物角度数,由于携物角大小因人而异,故应拍该患者的健侧肘关节X线片以测量其携物角的准确度数。

手术采用肘外侧纵行切口,经外侧肌间隔,于肱骨髁上部位做前后方的剥离显露该部骨质,理想的截骨平面应选择髁上关节囊附丽部的上方,按术前预定计划做楔形截骨,充分纠正肘内翻畸形。为保持截骨端的稳定,截骨时应保持肱骨髁上部位内侧方骨膜的连续性,也可以使用内固定(如钢丝、记忆合金骑缝钉)。术后仍需长臂石膏前后托保护4～6周。

儿童期的肘内翻畸形,因其骨骺尚未闭合,不宜手术治疗,应待其骨骺闭合,生长发育停止时再行手术矫形。

肱骨外髁骨折有时可遗留肘外翻畸形。如合并尺神经炎的症状,可行楔形截骨和尺神经前置术。

肱骨内外髁骨折还可能遗留鱼尾样畸形,引起关节面不平整,是创伤性关节炎的主要原因。

3.迟发性尺神经炎　造成迟发性尺神经炎的原因有二：一是早年的肘部骨折遗留有肘外翻畸形（如畸形愈合的髁上骨折，不愈合的肱骨外髁骨折或儿童期的肱骨下骺损伤而致发育畸形），致使尺神经长期受到牵张、摩擦，而变性麻痹。另一原因则是早年肘部骨折造成肘后尺神经沟不平滑，致尺神经长期受到摩擦而变性麻痹（如畸形愈合的内上髁骨折）。常于肘关节创伤后 10 年左右出现尺神经麻痹的症状和体征。

临床表现：早期症状仅是肘内后方疼痛，无名指、小指麻木感，继之出现无名指、小指伸直障碍，无力，严重时可累及尺侧屈腕肌、无名指、小指的指深屈肌、小鱼际肌、骨间肌、尺侧两条蚓状肌、拇内收肌，造成肌肉麻痹，有时可累及拇短肌深头。故临床检查可见到尺神经支配区的感觉障碍，无名指、小指的爪状畸形，小鱼际及骨间肌的萎缩（特别是第一骨间背侧肌），及受累肌肉肌力减弱。肘后内侧、尺神经沟处可触及增粗的尺神经，有触痛及放射感，沿尺神经沟处可触及异常骨突。

X 线片可判明肘外翻的原因和程度，如无肘外翻，应拍尺神经沟的切线位 X 线片以判明该部位的异常骨突或增生，必要时可做 CT 检查。

应行尺神经前置术，即小心切开尺神经沟的纤维鞘，游离尺神经至第一个肌支（关节囊支可切断），将其移至肘前肌床上。术后可使用神经营养药物，促进其恢复。如存在肘外翻畸形而欲截骨矫形，亦可同时进行。

4.创伤后肘关节功能障碍　肘关节创伤后造成肘关节伸屈活动受限者，约占1/3，但对生活和工作构成显著影响而需手术治疗者并不多见。相对而言，屈肘功能较伸肘功能更重要，因此，屈肘受限更具手术治疗价值。

（1）原因：包括关节外因素和关节内因素。

①关节外因素：畸形愈合的骨性阻挡物；创伤后异位骨化；关节周围软组织的粘连挛缩（肌腱、韧带）。

②关节内因素：关节囊粘连挛缩；关节内粘连；关节内骨折后关节关系破坏。

（2）治疗：手术前应详细检查，明确功能受限的各种成因及哪些是主要的，哪些是次要的，然后做出手术计划，解决主要矛盾。针对不同情况，可以使用下列手术改善肘关节功能。

①骨突或异位骨化切除：骨折畸形愈合所形成的骨性突起可以成为阻挡而影响肘关节的活动。如肱骨小头骨折上移并畸形位愈合的骨折块能阻碍肘关节的屈曲；畸形愈合的肱骨髁上骨折，其前突的近端也能阻碍屈曲；陈旧的孟氏骨折，脱位的桡骨头会妨碍屈肘。切除这些骨突即会明显改善肘关节的活动。

创伤后异位骨化（曾被称为骨化性肌炎）好发于肘部创伤后，特别是肘部手术创伤较重,术后血肿较重者,儿童中发生率较高。一旦发生将严重影响肘关节的活动。切除此种骨化,掌握时机极为重要,过早地施术将引发更严重的骨化,使手术失败。创伤后异位骨化其发生发展规律一如骨折的愈合过程,手术应在其成熟静止期进行(即当 X 线片上显示成骨均匀一致,边缘清晰而范围缩小时)。如按时间推算,以发生在创伤后半年以上手术为宜。

②关节松解术:以粘连为主者,宜行关节松解。为使术后能早期进行功能锻炼,应使用内、外两侧的侧方切口(以内外上髁为中心的纵形切口),将前后关节囊与骨面之间的粘连彻底剥离,将关节间的粘连分开(肱桡及肱尺关节),将冠状突窝及鹰嘴突窝内的瘢痕组织刮除干净,必要时松解内外侧副韧带。直视下被动伸屈肘关节(用力适度),延伸紧张的肌肉及残留的粘连,以达到接近正常的活动范围。为避免拉伤尺神经(经常发生),应游离尺神经并前移至肘前,再做手法屈肘。术后使用 CPM 机连续活动关节,如无此设备,应令患者自行锻炼,每晚在所能取得的最大屈曲位以颈腕带固定,直至 3 周。

③肘关节成形术:适用于关节解剖形态破坏殆尽,不可能通过松解改善者。成形术可恢复关节的活动,但关节稳定性差,肌力弱,目前使用日益减少,已被近年兴起的肘关节置换所取代。

第五节　尺桡骨干骨折

一、损伤机制

直接暴力,传导暴力均可引起桡骨干骨折,骨折多为横形、短斜形。因有尺骨的支撑,桡骨骨折的短缩、重叠移位甚少,但常有桡骨骨折端之间的旋转畸形存在。

由于桡骨各部附着的肌肉不同,因此,不同部位的桡骨骨折将出现不同的旋转畸形。成人桡骨上 1/3 骨折时,骨折线于肱二头肌、旋后肌以远、旋前圆肌近端、附着于桡骨结节的肱二头肌及附着于桡骨上 1/3 的旋后肌,牵拉骨折近段向后旋转移位,使之位于旋后位;而附着于桡骨中部及下端的旋前圆肌和旋前方肌,牵拉骨折远段向前旋转移位,使之位于旋前位。桡骨干中段或中下 1/3 段骨折时,骨折线位于旋前圆肌抵止点以下,由于肱二头肌与旋后肌的旋后倾向被旋前圆肌的旋前力量相抵消,骨折近段处于中立位,而远段受附着于桡骨下端旋前方肌的影响,位于旋前位。

二、临床症状

临床检查时,局部肿胀,骨折端压痛,旋转功能障碍,可闻及骨擦音。摄 X 线片时,应包括腕关节,注意有无下尺桡关节脱位。

三、治疗

1.桡骨干骨折　多可闭合复位,夹板或石膏固定。桡骨干中段或中下 1/3 段骨折,因其周围软组织相对较薄,多可通过闭合复位治疗。若移位较多,不能复位者可考虑切开整复内固定。而桡骨近 1/3 骨折,由于周围软组织丰富,闭合复位如有困难,应考虑行切开复位钢板固定。如钢板固定可靠,术后不用外固定,早期进行功能锻炼。

桡骨中下 1/3 处掌面较平坦,此部位的桡骨骨折行切开复位内固定术时,切口可选择掌侧或背侧切口。桡骨近侧骨折时掌侧切口对桡神经损伤的概率要小于背侧切口,所以选择掌侧切口可能更为妥当。

2.尺骨干骨折　无桡骨头脱位的尺骨干骨折是常见损伤。它们通常是对前臂直接打击的结果并且时常无移位或仅有少量移位。

Dymond 将在任何平面成角超过 10°或者移位超过骨干直径 50％的尺骨干骨折称为移位骨折。这些移位骨折比无移位骨折更不可预知,而且应该注意下述情况:①移位的尺骨骨折可能伴有桡骨头不稳定。②移位的尺骨骨折有成角倾向,或许因为骨间膜支撑稳定性的损失所引起。③远端尺骨骨折可能出现短缩畸形并引起下尺桡关节的症状。

尺骨全长处于皮下,浅在,闭合复位多能成功。不稳定性骨折,经皮穿入克氏针是简便有效的办法,但仍需应用石膏外固定。使用加压钢板可免去外固定,且有利于愈合和功能恢复。多节段骨折应用 1 个长钢板在尺骨表面固定或髓内钉固定。对所有开放移位的尺骨干骨折在伤口冲洗和清创之后使用钢板固定。尺骨下 1/4 移位骨折,因旋前方肌的牵拉,可造成骨折远段的旋后畸形,整复时将前臂旋前,放松旋前方肌,可以纠正远折段的旋后畸形,以利复位。

第六节　腕骨骨折

一、舟骨骨折

舟骨骨折是腕部最常见的骨折,发生率仅低于桡骨远端骨折。诊断常常被延误,可导致不愈合或畸形愈合,并会遗留关节运动功能障碍。

(一)病因

舟骨骨折可发生在10~70岁的任何人群中,但最常发生于年轻人。损伤机制为跌倒时手掌张开着地,导致腕关节过度伸展并轻度桡偏。在此情况下,舟骨极度背伸,近极因桡骨远端及桡舟头韧带钳制不能移动,远极为大、小多角骨及头状骨推挤向背侧移位,由此使舟骨掌侧承受张力,背侧承受压力。当负荷超出骨质强度时,舟骨会发生张力性骨折——掌侧最先断裂和分离,以后随外力的继续作用再向背侧扩展,直至舟骨完全断裂,17%的患者合并有其他腕骨和前臂的骨折,包括经舟骨月骨周围脱位、大多角骨骨折、Bennett骨折、月骨脱位和桡骨远端骨折。

(二)分类

舟骨骨折,根据损伤时限、稳定程度、骨折线走行方向及部位,有如下5种分类:

1.新鲜与陈旧骨折　损伤时间不足4周的为新鲜骨折;超过4周但又短于6个月的为陈旧骨折。

2.稳定与不稳定骨折　无移位或侧方移位幅度小于1mm的骨折为稳定骨折;侧方移位超过1mm的骨折,有背向成角移位的骨折、腕骨脱位的骨折为不稳定骨折。后者通常并发有严重的软组织损伤,诊治如有延误,容易出现不愈合和骨坏死,发生率高达50%。

3.水平斜形骨折、横形骨折、竖直斜形骨折、撕脱骨折和粉碎性骨折　前3种骨折多发生于腰部,后2种骨折多见于结节部。水平斜形骨折时,骨折断面与关节纵轴垂直与舟骨纵轴交叉,承受的剪力小,因而较稳定,容易愈合。横形骨折的断面与关节纵轴交叉与舟骨纵轴垂直,存在剪力,愈合时间较长。竖直斜形骨折较少见,断面与关节纵轴近于平行,剪力甚大,稳定性差,易出现移位、延迟愈合和不愈合。

4.舟骨结节骨折、远侧1/3骨折、腰部骨折和近侧1/3骨折　结节骨折为关节外骨折,较少见,少有血供障碍而且也相对稳定,用石膏外固定多可获得满意的愈合。远侧1/3骨折多为横形骨折,通常可如期愈合。腰部骨折最多见,占舟骨骨折的40%~80%,有骨折不愈合、延迟愈合、近侧骨折段坏死、骨折畸形愈合等并发症。近侧1/3骨折,由于近侧断段缺少血液供应,不愈合和骨坏死率高于前几种骨折。

5.完全与不完全骨折　后者较少见,预后良好。

(三)临床表现

患者通常为青壮年男性。关节桡侧肿痛,解剖鼻烟窝变浅,运动幅度减小或正常,舟骨结节或解剖鼻烟窗有局限性压痛。纵向挤压拇指有时可诱发骨折部位疼痛。

(四)X线所见

舟骨骨折最后诊断需靠X线影像学检查。其中,舟骨位,标准正、侧位和后前斜位X线平片摄影为常规检查。标准正、侧位片骨影重叠,单独用于诊断舟骨骨折有困难,但因体位较恒定,投影重复性好,对诊断舟骨结节骨折、桡尺骨远端骨折等合并损伤来说,是必不可少的。

临床症状明显,而X线片未见骨折者,可行CT、MRI等检查,或先按骨折处理,予以石膏固定,伤后第2、第4周复查平片、CT或MRI,由于断端骨质吸收,骨折线往往清晰可见。骨折一旦确诊,即将石膏换成管形,直到骨折愈合。第2周复查无异常,需继续制动,直至第4周复查无异常发现,方可拆除石膏行功能锻炼。

(五)治疗

1.无移位的稳定性舟骨骨折　对于不伴有其他骨和韧带损伤的急性无移位的稳定性舟骨骨折或者是小儿舟骨骨折,非手术治疗通常能够成功。如能获得早期诊断,这种骨折预后较好。使用前臂管形石膏,从近侧的肘下至远侧的拇指指甲根部和手掌近侧横纹拇指"人"字形石膏固定;腕关节保持桡偏和中立屈曲位;拇指保持功能位,手指在掌指关节以远,允许自由活动。应用非手术的石膏管形技术,10~12周内骨折愈合率可达90%～95%。预期舟骨腰部及远侧骨折比近极骨折愈合快。在此期间,通过X线片观察骨折愈合情况。如果骨折段发生塌陷或成角,通常需要手术治疗。如果无移位的舟骨骨折的诊断被延误数周,治疗应以石膏管形固定开始。30周左右仍没有新的愈合征象或愈合不明显,应考虑手术治疗。

2.移位的不稳定性舟骨骨折　对于移位的不稳定性舟骨骨折,如果在前后位或斜位X线片上骨折块错位超过1mm,或者月头角超过15°,或在侧位上舟月角超过45°(范围为30°～60°),则需要选择另外的治疗方案。判断移位的其他标准包括侧位舟骨内角大于45°,前后位舟骨内角小于35°和高长比≥0.65。由于月头角和舟月角的角度范围可有变异,因此对侧腕关节的对照X线片会有帮助。开始可以尝试纵向牵引和轻微向桡侧压迫腕骨进行复位,如果复位成功,经皮空心螺钉或穿针固定用长臂拇指"人"字形石膏固定即可,否则,需要切开复位和内固定。

对于新鲜的舟骨移位或不稳定性骨折,最佳固定方法的选择取决于医生的经验和可以利用的设备。一些骨折使用克氏针即可获得满意的内固定。应用AO空心螺钉和 Herbert 空心螺钉各具优点。Herbert 螺钉的优点包括：①缩短外固定时间；②提供相对有力的内固定；③在骨折处加压。另外，由于无头的螺钉要位于骨表面下，通常不用取出螺钉，这些螺钉可以和植骨块一同应用以矫形舟骨成角畸形。需要特殊的导向固定器和较高的手术技术。禁忌证包括：①舟骨近极出现缺血性碎裂；②广泛性创伤或骨关节炎波及邻近腕骨及桡骨关节面；③显著的腕骨塌陷。

急性有移位的舟骨骨折的切开复位内固定：通常采用 Russe 掌侧入路。在腕横纹近侧 3～4cm 处沿桡侧腕屈肌腱向远侧做纵行切口，至腕横纹时转向关节桡侧；保护好位于皮下的桡神经浅支，打开腱鞘将肌腱牵向尺侧、桡动脉牵向桡侧；背伸和尺偏腕关节，沿舟骨纵轴切开桡腕关节掌侧关节囊，显露骨折及远、近断端，检查骨折情况，决定是否需要植骨。如果骨折粉碎严重，尤其是位于掌侧，且舟骨骨折处有成角，则取髂骨块植骨。复位骨折并用克氏针或螺钉（如空心螺钉）固定，注意避免旋转和成角畸形。如果使用空心器械，要确保导致位于近极和远极的中心。此时使用 C 型臂机透视有所帮助。获得稳定的复位和固定后，通过透示图像或拍摄 X 线片检查了解对位和对线情况以及内固定的位置，放松气囊止血带并彻底止血。根据需要设置引流，用不吸收缝线或长时间吸收的缝线闭合腕关节囊。关闭皮肤切口，长臂管型石膏固定。术后处理：2 周后拆线，更换管型石膏。用长臂拇指"人"字石膏继续固定，共计 6～8 周。如果使用克氏针，6～8 周取出。由螺钉固定可永久保留在位，除非出现压痛或螺钉松动。6～8 周后换用短臂拇指"人"字石膏管形固定，此管形固定每月更换，直至 6～8 个月。X 线检查如发现愈合进展，改用短臂拇指"人"字支具固定，直到骨折确切愈合。如果难以确定骨折是否愈合，可进行 CT 检查。在整个康复期间，应鼓励患者运动手指、拇指和肩部，除去石膏管形后，逐渐增加腕和肘部的活动，继之进行力量训练。

3.舟骨骨折不愈合 舟骨骨折不愈合的影响因素包括诊断被延误，移动明显，合并其他腕骨损伤和血供受损。临床表现有关节桡侧疼痛、运动受限、握力下降等症状。X 线检查可见骨折间隙加宽，断端边缘萎缩和硬化，附近骨质内有囊性变，骨折背向成角移位。

治疗舟骨骨折不愈合的手术方法有：①桡骨茎突切除术；②近侧骨折块、远侧骨折块和罕见的整个舟骨切除术；③近侧腕骨切除术；④传统的植骨术；⑤带血管的骨移植；⑥部分或全部腕关节融合术。

(1)植骨术：业已证明，松质骨植骨治疗舟骨骨折不愈合是一种可靠的方法，骨折愈合率 80%～97%。最适用没有短缩或成角的舟骨不愈合。手术方法：患者仰卧位,臂丛麻醉,准备伤肢和一侧髂骨以备需要时取骨。上止血带,在腕关节掌侧做长 3~4cm 的纵切口,切口靠近桡侧腕屈肌腱的桡侧缘,保护正中神经的掌侧皮支和桡神经浅支的终末支,将桡侧腕屈肌腱牵向尺侧。切开关节囊,将桡腕韧带翻向内侧和外侧,以待修复,找到舟骨,显露不愈合处,将腕关节尺偏可以使显露更清楚。用小圆骨刀凿除硬化骨端,显露出新鲜骨面,并在相邻两端骨块上形成骨腔,制造骨腔时可用高速磨钻,但是可能产生对骨的热损伤。从髂骨切取一块骨松质,修成与骨腔适合的菱形骨栓,骨栓固定两骨折端。术中 X 线片确定骨腔已完全被填满。虽然皮质骨松质移植可用于稳定骨折块,但由远而近地穿过骨折处插入克氏针能够加强固定。克氏针可留在皮下,也可以经掌侧皮肤穿出。去除止血带,缝合关节囊,关闭皮肤切口。用拇指"人"字石膏管形固定。术后 8~10d 拆线,更换新的管型固定。如果使用 3 枚克氏针,则在 4~6 周后拔除。在总共 12~16 周的时间内,每 1~2 个月复查 1 次,必要时更换管形石膏。

(2)桡骨茎突切除术:单纯的桡骨茎突切除术对于治疗舟骨不愈合没有丝毫意义。但是,若关节炎改变仅涉及桡腕关节的舟骨窝时,则有桡骨茎突切除术结合舟骨植骨术或舟骨尺侧块切除术指征。为避免腕骨向尺侧移位,行桡骨茎突切除术时保留掌侧桡腕韧带。

(3)近侧骨折块切除术:将骨折舟骨远近段全部切除作为唯一的治疗措施是不明智的;术后即刻的效果可能很好,但最终可能发生腕关节紊乱。在有适应证时切除舟骨近侧骨折块通常结果满意,丧失 1/4 或更少的舟骨通常引起极其轻微的腕部关节运动障碍。由于制动时间短,功能通常很快恢复。腕部力量常有一定轻度的减弱。适应证:①骨折块等于或小于舟骨 1/4,不管骨折块是否存活,因其太小,植骨常常会失败;②骨折块等于或小于舟骨 1/4 并且有硬化、粉碎或严重的移位,粉碎的部分通常应早期切除以预防关节炎,切除后应用卷起或叠起的一段肌腱填充或者不填充缺损;③骨折块等于或小于舟骨 1/4 并且植骨失败,当近侧段的死骨超过舟骨 1/4 时,一般选择其他的治疗方法而不是单纯的骨折段切除;④桡骨茎突部位存在关节炎改变,行近侧骨折段切除的同时行桡骨茎突切除术。

(4)近侧腕骨切除术:可缓解疼痛症状,保留关节部分运动,适用于关节炎范围较广泛以及不能耐受长期固定的患者。但是当桡远端腕关节面尺侧凹及头状骨关节软骨有缺损时,禁用此方法。

(5)带血管蒂的骨移植:应用带旋前方肌蒂的骨折移植方法。这种方法可能对较难的骨不愈合有效。

(6)部分或全腕关节融合:治疗伴有桡腕关节创伤性关节炎的舟骨陈旧性不愈

合和畸形愈合时,关节融合术应被看作是挽救措施。

二、月骨骨折

较舟骨骨折少见。既可以是源于单次的暴力,也可以是轻微外力长期和反复作用的结果。后者系疲劳性骨折,症状轻微,进展缓慢,平片影像不清晰,很难在早期被发现,常误诊为关节扭伤,直至发生月骨缺血坏死和关节运动功能障碍。月骨坏死常常并发关节塌陷和腕关节骨关节炎,预后较差。

(一)损伤机制

急性骨折多为腕过度背伸暴力所致,月骨背侧角与桡骨远端关节面背侧缘相撞导致骨折。月骨掌、背侧角也可出现撕脱骨折,为关节过度伸屈,韧带紧张和牵拉所致。慢性骨折为疲劳性骨折,是轻微外力长期和反复作用的结果。月骨为腕关节负荷传导的主要通道,关节活动中头状骨与桡骨与之不断撞击,可引发月骨骨内血管网及骨小梁损伤。

(二)临床表现及 X 线片所见

急性骨折,患者常有腕过度背伸史,月骨背侧肿痛和局部压痛,关节运动受限。疲劳性骨折多无明确外伤史,而且症状轻微。常规体位 X 线检查可诊断背侧骨折,体部骨折由于骨影遮掩多显示不清,还需做 CT 或 MRI 检查方能确诊。月骨密度增高,碎裂、塌陷或变形,提示已有坏死发生。

(三)治疗

掌、背侧骨折可用石膏管形将腕关节分别固定在稍掌屈或背伸位。4～6 周后去石膏活动。无移位的月骨体骨折也可照此处理,有移位的骨折需做切开复位克氏针固定。无论骨折何种类型在固定期间均应定期 MRI 检查,以了解有无缺血坏死发生,及时更改治疗方案。月骨背侧骨折时可有不愈合发生,如有临床症状,可做骨折块切除。月骨 Ⅰ°～Ⅲ°坏死者,可行尺骨延长或桡骨短缩或与大小多角、舟骨间关节融合。Ⅲ°坏死,行月骨摘除和肌腱填塞术。

三、其他腕骨损伤

腕部损伤以舟骨及月骨最常发生骨折或脱位,其他腕骨损伤的机会总共约占腕部损伤的 1/10。

1.三角骨骨折　多发生于腕关节过度背伸和旋转暴力之后,为月骨周围进行性不稳的Ⅲ期表现。此外,由背侧韧带牵拉也可发生背侧撕脱骨折。横形骨折可为正位平片所显示。背侧骨折,除了侧位平片之外,还需拍腕关节和旋前的后前斜位片,后者可减少三角骨和月骨的影像重叠,能清楚地显示三角骨背侧部,对诊断有很好的帮助。无明显移位的横形骨折,以短拇"人"字管形石膏固定即可。4～6周后去除固定,开始功能锻炼。撕脱骨折虽常有不愈合发生,但少有不适症状,更无缺血坏死发生,一般不需处理,有不适症状者,可做撕脱骨片切除术。并发移位或脱位的骨折,可予以闭合复位用管形石膏外固定。闭合复位失败者行切开复位内固定。

2.豌豆骨骨折、脱位　跌倒时腕关节背伴小鱼际部最先着地,作用在豌豆骨上的地面反作用力可导致豌豆骨脱位,骨软骨压缩骨折或尺侧腕屈肌腱附着处的撕脱骨折。腕关节旋后 20°～45°的前后斜位或腕管位平片,可清楚地显示豌豆骨。有下列情况诊断为豌豆骨半脱位:①豌豆骨关节间隙大于 4mm;②豌豆骨、三角骨关节面不平行,成角大于 20°;③豌豆骨远侧部或近侧部,与三角骨重叠区超过关节面的 15%,摄腕关节中立位片。治疗:用石膏托将腕关节固定于稍屈曲位,以减少尺侧腕屈肌对骨折的牵拉,直至骨折愈合。极少数可发生不愈合,遗留局部疼痛和压痛,尤其是在强力握物时,对此,可做豌豆骨切除。

3.大多角骨骨折　暴力沿第 1 掌骨纵向近侧传导,可致大多角骨关节面骨折。作用在腕骨上的直接外力,可发生腕掌横韧带在大多角骨止点处的撕脱骨折。治疗:体部骨折,如有移位,可行切开复位和内固定,恢复关节面的光滑和平整;如无移位,可用短拇"人"字管形石膏固定 4～6 周。无明显移位的结节骨折可用石膏固定;移位明显者应作骨折块切除,以免诱发腕管综合征;结节骨折不愈合常并发不适应症状,可行骨折块切除术。

4.小多角骨骨折、脱位　小多角骨骨折、脱位多由沿第 2 掌骨传导的纵向暴力所致。小多角骨骨折、脱位极少见,骨折较脱位更少见。

5.头状骨骨折　头状骨位于诸腕骨中央,很少单独发生骨折脱位,多与掌骨或其他腕骨合并损伤,如舟头骨综合征——舟骨与头状骨同时骨折,经舟骨、头状骨、月骨周围骨折、脱位等。当腕关节受到过度背伸暴力作用时,头状骨可与桡骨远端关节面背侧缘相撞击,发生头状骨颈部骨折,近侧骨折段可旋转 90°或 180°。腕过度掌屈也可导致头状骨骨折。临床高度怀疑骨折而平片无异常发现者,可进行 CT或者 MRI 检查,以减少漏诊。治疗:单纯无移位骨折,可用石膏托固定,6 周后开始功能锻炼。有移位骨折需行切开复位,克氏针内固定。陈旧骨折则在切开复位的同时做桡骨取骨植骨,骨折近侧段如发生坏死或有创伤性关节炎,可将头部切除,然后做腕中关节融合。

6.钩骨骨折　跌倒时小鱼际着地所遇到的地面的反作用力,或经第 5 掌骨纵向传导的间接外力,都可致成钩骨体或钩的骨折,有时可导致脱位。无移位的钩骨骨折通常很稳定,即使不愈合也较少引发症状,因此,用石膏托固定4～6周即可。体部骨折如有移位或并发腕部关节脱位,早期行切开复位克氏针内固定术。晚期则在复位之后做腕掌关节融合,以消除持续存在的疼痛症状。

第七节　掌骨骨折

一、应用解剖及发病机制

掌骨为小管状骨,有5块,每块分底、体、头3部分。

1.底　为近侧端的膨大,其近侧面与远侧列腕骨相关节,构成腕掌关节,但关节面不相一致,第1、第3、第5掌骨仅与一个腕骨相接,第2掌骨与大、小多角骨和头状骨相接,第4掌骨与头状骨和钩骨相接,因此,头状骨有与2～4掌骨相接的关节面。第1掌骨底呈鞍状,与大多角骨形成拇指腕掌关节。掌骨底两侧则与相邻掌骨底相接,形成掌骨间关节,但第1掌骨除外。

2.体　横断面呈三角形,前缘分前内侧面和前外侧面,第2、第4、第5掌骨前缘有骨间掌侧肌附着,第3掌骨前缘有拇收肌横头附着,5个掌骨体的毗邻缘有骨间背侧肌附着。掌骨体较细,受到剧烈冲击后有时可引起骨折,由于屈肌力量强大,骨折片常向背侧成角。

3.头　圆形,其球形关节面与近节指骨底相接,成掌指关节。关节面大部分位于掌侧,小部分位于背侧,关节面前后方向的凸度较横向方向凸度为大。当掌指关节屈曲时,近节指骨底滑向前方,掌骨头则露于外方,于体表可触及。

5个掌骨形状大小稍有差异。第1掌骨最短最粗,掌面凹陷,由一嵴分内外两面。外侧面较大,有拇指对掌肌附着;内侧面较小,可见滋养孔。背面宽广平滑。底为鞍状关节,外侧有小结节,有拇长展肌附着,内侧粗糙,有拇短屈肌附着。头的曲度较其他掌骨小,但横径最大,头掌面两侧,各有一隆起的关节面,与拇指的2个籽骨相接。

第2掌骨最长,底有3个关节面,分别与大、小多角骨和头状骨相接。底背侧面粗糙,有桡侧腕长、短伸肌附着;掌侧面有结节或嵴,有桡侧腕屈肌附着。体呈三棱柱状,稍弯向背侧。第3掌骨稍短于第2掌骨,底与头状骨相接,掌侧面粗糙,有拇收肌斜头和桡侧腕屈肌附着,背侧面有桡侧腕短伸肌附着。第4掌骨较短而细,底较窄,有二关节面与头状骨和钩骨相接。体较细,有3个骨间肌附着,外侧面有滋养孔。第5掌骨细而短,底关节面呈鞍状,与钩骨相接,掌面粗糙,有豆掌韧带附着,底的内面有一结节,有尺侧腕伸肌附着。

手的活动,作用力多集中在第1～第3掌骨,第2掌骨的力量可经大多角骨、舟骨传递至桡骨,第3掌骨的力量可经头状骨、月骨传递至桡骨,而第4、第5掌骨的力量仅借头状骨经月骨间接传递至桡骨。掌骨的发育与上述功能有关。

掌骨骨折,可分掌骨头骨折、掌骨颈骨折、掌骨干骨折和基底骨折。其中,掌骨颈、掌骨干骨折最多见。

(1)掌骨头骨折:多为直接暴力所致,如握掌时掌骨头与物体的直接撞击等。但也有一部分骨折源于挤压伤、切割伤和扭转暴力。第2、第5掌骨头骨折发生率远远高于第3、第4掌骨,原因可能是它们位于手的边缘,更容易遭受暴力作用。

(2)掌骨颈骨折:多发生在第5掌骨,其次是第2掌骨。多为作用于掌骨头的纵向暴力所致。掌骨头通常有近节指骨遮掩和保护,很少承受纵向暴力,但在手指屈曲呈握拳状后掌骨头凸出成为手的最远端,则易于遭受纵向暴力,导致颈部骨折。掌骨颈骨折很少出现侧方移位,但多有背向成角移位—掌侧皮质嵌插,远侧骨折段向掌侧弯曲。背向成角移位,若未矫正,凸向掌侧的掌骨头日后会在手握物时产生明显的不适感,握拳时手背侧掌骨头的隆凸也会因此而减小或消失。成角移位越大,不适症状越突出。

(3)掌骨干骨折:多发生于第3、第4掌骨,有横行、斜形、螺旋形和粉碎性骨折之分,可呈现短缩、背向成角和旋转移位。严重的短缩畸形可使手指屈、伸肌和骨间肌张力失调,影响手指伸直。背向成角畸形虽然对手功能影响不大,但有碍手背外观,有时也可引发肌腱自发性断裂,往往需要二次手术修整。旋转畸形可变更手指运动方向,妨碍手指屈曲握拳。

横形骨折多为直接暴力所致。因骨间肌作用,骨折通常呈现背向成角移位;斜形、螺旋形骨折多为扭转暴力所致。短缩、旋转与成角移位并存,但前两种移位更显著。第3、第4掌骨干的斜形骨折,由于掌骨头深横韧带的牵制,短缩移位相对较轻。而第2、第5掌骨的短缩则相对较重,并常有明显的旋转移位。粉碎性骨折常发生于挤压伤或贯通伤之后,多并发严重的软组织损伤。

(4)掌骨基底骨折:多由挤压等直接暴力所致。很少有侧方和短缩移位,但可有旋转移位发生。

二、临床表现及诊断

局部可有肿胀、疼痛、压痛或畸形,关节运动受限。正、侧、斜位平片摄影检查通常可显示骨折线的走行,但对于隐匿性骨折还需行体层摄影或 CT 检查。

三、治疗

第 4、第 5 掌骨与头状骨、钩骨的连接较松弛,腕掌关节屈—伸运动幅度可达 15°～30°,对颈部背向成角畸形所造成的手握物功能障碍有缓解作用。所以,小于 40°的第 5、第 4 掌骨颈背向成角畸形对手握物功能常无明显妨碍。骨折如果稳定, 可无需复位,仅予以无名指、小指及腕掌侧石膏托固定,取腕关节功能位、掌指关节 50°～60°屈曲位、指间关节功能位即可。4 周后,去除外固定物开始功能锻炼。 第 2、第 3 掌骨颈的背向成角移位应及时矫正,因为它们与远排腕骨连接紧密,彼 此间无运动存在,无法缓解由成角畸形所引发的不适症状。

掌骨干骨折最好采用闭合方法治疗,如有多个掌骨骨折且伴有开放性软组织 创伤时,则有内固定指征。复位时,矫正旋转移位最为重要。在骨折处穿入克氏 针,从掌骨底的皮肤钻出;钻孔时将克氏针压成凸向掌侧的弓形,保持腕关节屈曲 位,以便克氏针从腕背侧穿出。然后,将骨折复位,克氏针逆向钻入骨折远侧段,针 尖在掌指关节近端停止。在皮下剪断克氏针近端。用夹板将腕关节固定于伸直 位。掌骨颈骨折如果需要切开复位,也可采用类似的治疗方法。

适用于少数掌骨干骨折的另一个方法是经皮穿针。将掌指关节极度屈曲,用 一根 1.5mm 克氏针穿入掌骨头,达到骨折处。在 C 型臂机的协助下,通过手压和 手法调整克氏针,将骨折复位,如上所述将克氏针从腕背侧穿出。回抽克氏针,使 其远端恰好位于掌指关节近侧。

掌骨干斜行骨折,如果骨折长度相当于掌骨干直径的 2 倍,可采用骨折块间螺 钉固定。其优点包括剥离骨膜少和内固定凸起减少。建议保护骨折处 6 周。由于 骨折达到解剖复位,X 线片上通常看不到骨折愈合的征象。

许多掌骨头关节内骨折需要切开复位与内固定,特别是在关节面移位、产生关 节不匹配时,这些情况应该采用克氏针固定。有时,这些骨折可导致移位骨折块的 缺血性坏死。在急性掌骨骨折中,钢板与螺丝钉的使用虽然有限,为了对每个具体 患者的治疗作出合理的判断,医生应熟悉该项技术,并有相应的器械。然而,据报 道这种治疗方法的并发症发生率高达 42%。

1.切开复位与钢板固定 根据 Hastings 的观点,掌骨钢板固定的指征为:①多 发性骨折,可见到明显移位或伴有软组织损伤;②移位的横形、短斜形或短螺旋形 骨折;③关节内和关节周围粉碎性骨折;④粉碎性骨折伴有缩短和(或)旋转畸形; ⑤伴有骨质丢失或节段性骨缺损的骨折。

钢板固定需要复位,用克氏针或复位钳临时固定后,再使用钢板。暴露骨折面,以便解剖复位。与较易显露边缘的第2、第5掌骨相比,在第3、第4掌骨用复位钳临时固定则比较困难。在大多数情况下,现有的复位钳不适合将钢板夹持至骨折近端与远端进行临时固定。可由一位助手维持复位,选好的钢板根据掌骨背侧塑型。通过靠近骨折部的一个螺丝孔固定钢板,维持复位,再在骨折对侧第一个螺丝孔固定。

对横形骨折来说,当掌侧皮质支撑恢复后,将钢板用作背侧张力带钢板较为理想。采用2.7mm的动力性加压钢板(DCP)可达到良好的胯骨折线的加压效果;在稳定性骨折中,常用不太大的1/4管状钢板,也可通过偏心放置螺丝钉获得一定的加压。用3个手指的力量转动螺丝刀,最终拧紧这2个螺丝钉。拧入剩余的螺丝钉。

若要发挥张力带的作用,钢板必须准确地与掌骨背侧弓相匹配,或者稍超过,以便恢复前皮质支撑。如果没有前部皮质的支撑,钢板将会变弯和疲劳。有效地恢复前皮质支撑后,可保护钢板避免承受弯应力,而主要承受拉应力。短斜形和螺旋形骨折可使用骨折断端间的螺丝钉予以稳定,然后使用一个背侧钢板中和旋转应力。在使用"T"形或斜"L"形钢板时,应先固定钢板的侧臂或双臂,因为在侧臂(或双臂)中的螺丝钉将其下的骨折片向上牵拉至钢板时,可出现旋转畸形。对于关节内骨折,用1枚与钢板分开且垂直于骨折面的螺丝钉把2个关节骨折块拉到一起。可替代的方法是,在钢板的"T"形或"L"形部分的2枚螺钉可远离骨折部偏心置入,通过最终拧紧螺丝钉令两个骨折端加压。对于掌骨远端干骺端骨折,背侧钢板可能影响伸肌装置,使用2mm髁钢板,放置于桡背侧或尺背侧,穿过副韧带起点的背侧结节,可有效避免这种影响。

使用钢板固定掌骨骨折时,在骨折的远侧和近侧,螺丝钉都应至少穿过4层骨皮质。钢板的选择必须根据具体情况而定。需要使用中和钢板固定的短斜形或螺旋形骨折,可用1个1/4管状钢板和2.7mm动力性加压钢板或1个1/3管状钢板固定,后者需要使用3.5mm螺丝钉,这种支撑钢板需要避免载荷并进行早期骨移植。

2.切开复位与螺丝钉固定 在长斜形或螺旋形骨折以及移位的关节内骨折累及25%以上关节面者,可行单纯螺丝钉固定。

在局部血肿和软组织清创后,进行骨折复位。局限性骨膜剥离1mm或2mm,足以保证解剖复位。用复位钳或克氏针临时固定,根据骨折的解剖特点决定螺丝钉放置的位置。只有当螺丝钉与骨长轴成90°时才能最好地对抗使掌骨变形和缩短的轴向压力。与骨折面成90°置放的螺丝钉可良好地对抗扭应力。抵抗轴向及扭转载荷的最佳折中方法是将螺丝钉置于一个角的平分线上,该角的一条边与骨折面成90°,另一条边与骨长轴成90°。骨折尖端附近的螺丝钉放置必须准确,以确保螺纹固定于皮质并避免皮质裂开。

2mm螺丝钉适用于掌骨干骨折,而2.7mm螺丝钉对干骺端骨折效果更好。将螺丝钉头沉入骨质不仅能更好地分布载荷,还可消除螺丝钉头的突起。利用螺纹合适地抓持住远侧骨皮质,并可在近侧骨皮质的扩大钻孔内滑动,螺丝钉的扭转载荷可转化成轴向载荷,从而将2个骨折面加压在一起。掌骨头骨折通常可用1枚螺丝钉固定,而干骺端和骨干的骨折至少需要2枚螺丝钉固定。当骨折线长度是骨干直径的2倍时,单纯使用2枚或多枚螺丝钉即可达到稳固的固定。由于单纯螺丝钉固定不能提供足够的跨过短骨折线的旋转稳定性,所以应加用中和钢板或外固定。

3.微型髁钢板固定　Buchler与Fischer建议采用微型髁钢板治疗掌骨和指骨的关节周围损伤。手术指征有5个:①急性骨折伴有部分或完全性屈肌腱断裂,需要一期肌腱缝合和术后早期活动者;伴有部分或完全性伸肌腱损伤,这些肌腱的功能尚好或需要修复,以承受早期张力性载荷者;伴有关节周围的损伤,由于其伴随软组织损伤的严重性和损伤部位,很可能发生关节僵硬者;②断指再植;③指骨或掌骨的干骺端截骨,特别是伴有关节囊切开或肌腱松解术时;④手指重建(骨成形、带蒂移植、游离复合组织转移)需要稳定的骨骼固定时;⑤关节融合术。禁忌证有3个:①未闭合的骺板附近;②关节骨折块窄于6mm时禁用2mm钢板,窄于5mm时禁用1.5mm钢板;③髁刃及螺丝钉将进入关节内,但进入掌骨头的背侧隐窝除外。

第三章　下肢创伤

第一节　髋关节后脱位

一、发病机制

    无论是何种运动损伤,髋关节损伤的病理机制都有以下3个方面的因素:①屈曲的膝关节前缘受到撞击。②膝关节伸直的情况下足底受到撞击。③大转子受力。极少数的情况下,暴力从后侧作用在骨盆上,而同侧的膝或足构成反作用力。髋关节后脱位多由间接暴力引起,当髋关节屈曲90°位,过度的内收并内旋股骨干,使股骨颈前缘以髋臼前缘处为支点形成杠杆作用;当股骨干继续内旋并内收时,股骨头受杠杆作用而离开髋臼,造成后脱位。当髋关节屈曲90°,外力作用于膝部沿股骨干方向向后,或外力作用于骨盆由后向前,亦可使股骨头向后脱位。有时可合并髋臼后缘或股骨头骨折。

    没有系安全带的司机,在紧急刹车的时候,躯体以踩在刹车板上的右下肢为轴旋转向前,左膝在屈膝屈髋90°时撞击仪表盘。这样可以导致股骨头后侧脱位,通常不伴有骨折。如果髋关节屈曲较少,股骨头撞击髋臼后侧和后上部分,导致骨折脱位。

    在股骨头脱出髋臼的时候可以导致股骨头骨折、压缩和划痕,在股骨头向前和后脱位撞击盂唇的时候,剪切力可以发生在股骨头上表面、前上面和后上面,圆韧带撕脱骨折经常可以见到。撕脱块可以从很小的软骨块到大的骨软骨块。这些松动的骨块可以在复位后卡在关节间隙内。不取出这种碎块可以导致游离体症状和关节软骨损害。

    伴随股骨颈骨折的髋关节脱位可以由两种机制造成。首先暴力造成髋关节脱位,由于暴力仍未消散,股骨头顶在骨盆上,造成股骨颈和股骨干骨折;另一种机制是医源性损伤,在手法复位的时候导致股骨颈骨折。在所有报道的医源性股骨颈骨折中,都有股骨头骨折。这可能是由于外伤时股骨头吸收了大部分的暴力,导致没有移位的股骨颈骨折,这种骨折很难在复位前的 X 线片上发现。因而,在复位之前必须认真观察股骨颈部有没有无移位骨折。另外,复位必须轻柔和控制力度,必须避免杠杆复位的方法。

二、分类

髋关节后脱位综合分型:

Type Ⅰ:没有严重伴发骨折,复位后没有临床不稳。

Type Ⅱ:难复性脱位,没有严重的股骨头和髋臼骨折(复位指全麻下复位)。

Type Ⅲ:复位后不稳定或伴有关节内骨块,盂唇、软骨嵌顿。

Type Ⅳ:伴随需要重建稳定性或髋臼形态的骨折。

Type Ⅴ:伴随股骨颈或股骨头骨折(包括凹陷骨折)。

依据股骨头相对于髋臼的位置和伴有的髋臼、股骨近端骨折,Thompson 和 Epstein 将髋关节后脱位分为 5 个类型:

Ⅰ型:脱位伴有或不伴有微小骨折。

Ⅱ型:脱位伴有髋臼后缘孤立大骨折。

Ⅲ型:脱位伴有髋臼后缘的粉碎性骨折,有或无大的骨折块。

Ⅳ型:脱位伴有髋臼底部骨折。

Ⅴ型:脱位伴有股骨头骨折。

历史上中心性脱位一词是指不同类型的髋臼内壁骨折后,股骨头向内移位。准确说应该属于髋臼骨折部分,现在临床已逐渐不用这个术语了。

三、临床表现

有髋关节脱位和骨折脱位的病人会感到非常不舒服,病人无法活动患肢,可能有患肢远端麻木。外伤常常是由高能量创伤造成,比如交通事故、工业事故或从高处坠落。

复合伤的患者常常感到多处疼痛而无法明确说出特定位置的损伤。胸腹部、脊柱、四肢都会出现功能障碍而且表现不同。很多患者在到达急诊室的时候已经反应迟钝或意识不清而无法配合医生检查和评估。

单纯髋关节后脱位的病人表现为髋关节屈曲、内收、内旋和肢体短缩。虽然单纯的髋关节脱位容易诊断,但在伴有同侧肢体损伤的时候这些脱位的典型表现会改变,当髋关节脱位伴有同侧髋臼后壁或后柱骨折时下肢会维持在中立位,下肢短缩则不明显。同侧股骨或胫骨骨折也会影响脱位的表现。

正常骨盆平片上股骨头的大小应该对称,关节间隙也是均匀对称。髋关节脱位患者的X线片除了头臼关系改变外,后脱位的患者股骨头会显得较小,而在前脱位的患者则表现较大。正常的Shenton线应该光滑连续。大小转子的关系提示髋关节旋转的位置。同时也要注意股骨干是否处在内收或外展的位置,股骨干在后脱位处于内收位,前脱位则处于外展位。

四、治疗

在处理高能量损伤患者时,医生应想到可能存在的髋关节脱位。所有钝器损伤导致精神异常或伴有局部体征和症状,必须拍骨盆前后位片。同样,所有伴有严重下肢损伤、脊柱损伤或胸腹部损伤的患者必须拍摄骨盆前后位片。当然,清醒并且配合检查的患者如果没有血压不稳和局部症状体征就没有必要拍摄骨盆片。初次体格检查必须包括整个肢体。特别需要注意有无神经损伤。坐骨神经损伤很常见,在进行闭合或开放复位之前必须明确有无坐骨神经损伤,在一些重大的骨盆骨折还常伴有腰骶丛神经损伤。膝关节前侧的皮肤擦伤提示了暴力作用的部位和方向。如果患者有这些发现,还须排除是否有潜在的膝关节韧带损伤,髌骨骨折或股骨远端骨软骨骨折。骨盆环损伤和脊柱损伤也是常见的并发伤,必须注意这些部位的检查。最后,在手法复位前必须认真评估股骨颈排除骨折。必须拍摄股骨近端正位片来评估。

髋关节脱位的诊断确立后,如果考虑手术,则必须再做一些其他放射学检查。通常这些检查是在成功闭合复位后进行,有时候在难复性脱位准备开放复位之前进行检查。这些额外的检查包括以脱位的髋关节为中心摄前后位和内外旋 45°X线片。必须仔细分析正位片明确有无骨软骨块嵌顿和关节间隙不对称。髂骨斜位片投射角度垂直后柱,有利于分析后柱和前壁的完整性。闭孔斜位可以很好地评估前柱和后壁。

CT对于判断有无伴发的髋关节骨折很有帮助。隐形骨折、划痕骨折和其他骨折都能在CT上看清楚,同时能准确判断骨折块大小及移位的严重程度。能够评估股骨头,发现小的嵌顿碎片,判断股骨头和髋臼的一致性。如果在一个没有脱位表现的髋关节CT图像上有气泡现象,提示关节曾脱位再自动复位。磁共振在髋关节创伤脱位中的价值并不明确。最近许多研究报道磁共振可以判断有无盂唇破裂、股骨头挫伤和微骨折、坐骨神经损伤、关节内碎片和骨盆静脉栓塞。特别是在CT正常但不稳定的髋关节中,MR有助于判断潜在的盂唇破损。同位素扫描并不适合外伤性髋关节脱位后成像。Meyers等建议用同位素扫描预测髋关节脱位后的股骨头改变,但是研究并没有显示这个方法有多少价值。

许多研究显示髋关节维持脱位的时间和后期的股骨头坏死有关,因而早期复位最重要,而伴随的髋臼和股骨头骨折可以亚急性处理。由于髋关节脱位患者经常伴有复合伤,一些伴有头部,腹部或胸部损伤的患者在进行全麻的时候可已进行快速闭合复位。在急诊室需要气管插管的患者也可以在气管麻醉下进行闭合复位。复位后髋关节稳定的患者可以进行牵引固定。不稳定的髋关节脱位伴有骨折患者需要骨牵引,注意后侧不稳的患者保持患髋轻度外展外旋。进一步的手术治疗须等全身情况稳定后进行。

(一)闭合复位

快速复位是初步处理的目的。无论脱位的方向如何都可以用仰卧位牵引复位。如果有条件的话,最好在全麻下复位。如果不便立即进行全麻,可以在静脉镇静作用下进行闭合复位。注意在患者镇静起效前不要做复位的动作。

1.Allis手法复位 患者仰卧于低平板床上或地上。术者站在患髋侧旁,一助手固定骨盆,术者一手握住患肢踝部,另一前臂屈肘套住腘窝。徐徐将患髋和膝屈曲至90°以松弛髂股韧带和髋部肌肉,然后用套在腘窝部的前臂沿股骨干长轴用力持续向上牵引,同时用握踝部的手压小腿,并向内外旋转股骨,以使股骨头从撕裂关节囊裂隙中回到囊内,此时多可感到或听到股骨头纳入髋臼的弹响,畸形消失,然后伸直外展患肢,此手术成功的关键是手法轻柔、稳妥,以松解肌肉和减轻疼痛,如肌肉松弛不够好,术者不能把股骨头拉到髋臼附近,另一助手可用手将大转子向前下推,协助复位。

2.Bigclon手法复位 病人仰卧位,助手双手置于患者双侧髂前上棘固定骨盆,操作者一手握住患肢踝部,另一前臂置于病人屈曲的膝关节下方,沿病人畸形方向纵向牵引,然后于持续牵引下,保持内收内旋位,屈髋90°或90°以上。然后外展、外旋、伸直髋关节,股骨头进入髋臼内。即划一"问号"的方法,左侧为正问号,右侧为反问号,此方法需十分稳妥,不可猛力,其杠杆作用有发生股骨颈骨折的可能。

3.Stimson的重力复位法 病人俯卧于手术台上或车上,患肢下垂于桌边外,操作者握住小腿使髋膝关节屈曲90°,一助手固定骨盆,屈曲膝关节,在小腿后面施加纵向向下牵引,同时轻柔地内外旋股骨协助复位。

以上3种方法中,以方法1和方法3比较稳妥安全,也是最常用的复位方法。需注意的是由于有很大比例的患者具有复合伤,俯卧位有可能加重其他损伤。Bigclon法在旋转复位时可能增加股骨颈骨折的风险。复位后应立即去拍摄髋关节正侧位片和骨盆正位片。分析 X 线片确定关节对位是否良好,如果有髋臼骨折,则需要拍 Judet 位片。根据术后的体检和影像学检查,决定进一步的治疗方案,有不稳或髋臼内嵌顿的多需要手术治疗。

如果静脉镇静下复位不成功,患者需要到手术室进行麻醉下复位,如果麻醉下复位仍然不能复位则需要立即切开复位。在开放复位前,应该拍摄 Judet 片,这两张斜位片对评估髋臼和制定手术计划很重要。条件允许的话,在复位前行 CT 检查,可以判断在平片上无法看清的关节内骨块或股骨头损伤。

一旦 X 线检查确定已复位,应立即检查髋关节稳定性。这个步骤最好在患者仍然处在静脉镇静作用下进行。如果有大的后壁或后上壁骨折,不应进行稳定性检查。在出现髋臼前后柱骨折移位的时候也不应做稳定性检查。髋关节屈曲至 90°～95°、旋转中立位,分别在内收外展和中立位,从前向后施加力量,如果感觉有半脱位,患者需要进一步检查诊断,牵引甚至手术。如果患者是清醒的,可能帮助医生判断有无不稳。Larson 回顾性研究了一系列髋关节脱位发现在 17 例明显放射学不稳或关节对合不良的患者中,每一个都最后发展成创伤性关节炎。因而复位最重要的原则是:如果有不稳,就需要手术探查和修复。

成功闭合复位和稳定性检查之后,患者应进行牵引等待 CT 检查。如果髋关节是稳定的,简单皮肤牵引就足够,于轻度外展位牵引 3～4 周,即可扶双拐下地活动,但 2～3 个月内患肢不负重,以免缺血的股骨头因受压而塌陷,伤后每隔 2 个月拍摄 X 线片 1 次,大约在 1 年左右证明股骨头血供良好,无股骨头坏死方可离拐,逐渐恢复正常活动。复位后如果不稳,或有骨块或关节对合不良,应采用胫骨结节牵引,根据髋关节不稳的方向适当调整骨钉的方向。髋关节后侧不稳骨钉应从前外向后内,这样可以使下肢轻度外旋保持髋关节稳定,如果是前侧不稳则做相反的调整。

两种情况下可以考虑 MRI 检查:一种是在没有髋臼壁骨折或关节内碎块,但是髋关节不稳定的情况下需要做 MRI 检查。MRI 可以发现一些髋臼盂唇撕脱。第二种情况是在平片和 CT 上显示无法解释的髋臼间隙增宽,MRI 可以显示嵌顿的骨块或软组织。MRI 是理想的了解关节间隙异常增宽原因的方法。因为它可以鉴别是盂唇嵌顿、关节软骨嵌顿或者仅仅是血肿。

体格检查和影像分析结束后,可以进行最后的分级。最后的分级根据最严重的损伤决定。根据最终的分型来决定治疗方案。

(二)各种脱位的处理

Ⅰ型:脱位指单纯脱位,没有伴发骨折或小的髋臼缘骨折。体格检查显示良好的稳定性,不需要手术介入。这些患者予以皮肤牵引,在患者感到没有不适的时候即可开始被动关节活动锻炼,6周内避免髋关节屈曲超过90°和内旋超过10°,关节肿胀消退后可以开始扶拐下地活动,建议扶拐6~8周,扶拐的时间根据患者获得正常的肌力和正常的步态决定。如果患者没有达到预计的恢复可以进行X线片检查。如果CT上显示的关节内小碎块处在髋臼陷窝而不是卡在关节内,这个骨块就没有什么意义。这是非关节区域,在这个位置的骨块就像在膝关节外侧沟一样不会产生症状。如果患者后期出现症状,就有必要考虑手术取出碎片。

Ⅱ型:指无法闭合复位的脱位。如果股骨头已经回到髋臼窝而关节间隙增宽,根据导致间隙增宽的原因,最终的分型一般是Ⅲ、Ⅳ或Ⅴ型。如果难复性髋关节脱位在术中诊断是由于软组织嵌顿的原因,分型还是属于Ⅱ型。Proctor报道梨状肌缠绕股骨颈导致无法复位。Bucholz和Wheeless报道6例难复性髋关节后侧脱位,手术显露和尸体解剖发现髂股韧带一部分宽阔的基底部连同后壁移位的骨块阻挡了后侧脱位的股骨头回纳髋臼。

不管是什么原因导致Ⅱ型脱位,应该立即切开,采用Kocher-Langenbeck切口。手术中在复位之前,应该先检查髋关节,骨折块是否和缺损大小一致。关节要彻底冲洗去除碎块和碎屑。注意髋臼和股骨头软骨的损伤,在正确的牵引下,轻柔的手法复位,在大转子上使用骨钩牵引有利于增加关节间隙观察。直接在股骨头上用力使其复位可以避免下肢强力牵拉和扭转。成功复位后,检查稳定性,如果在屈髋90°的情况下后推仍然保持稳定,术后处理和Ⅰ型一样。如果发现关节不稳,需要探察明确原因。广泛的关节囊撕裂和盂唇破裂应该修复。关节内碎片嵌顿也是不稳的原因之一,术中检查X线可以帮助判断有无碎片嵌顿导致的关节间隙增宽。如果伴有股骨头或髋臼骨折,必须做内固定。

当面对一个广泛的髋臼骨折或难复性髋关节,应谨慎做有限的切口进行手术和复位,全面的骨折内固定应该在伤后3~10d,血压稳定后进行。分阶段治疗重建更为可靠,理由如下:第一,在扩大的切口进行髋臼骨折复位内固定不利于一个严重损伤患者的看护;第二,立即髋臼手术导致大量失血,包括潜在的大量失血;最后,复杂髋臼骨折要求认真术前分析和计划,并需要转到有经验的医生那里治疗。

Ⅲ型脱位:没有伴发骨折,但是复位后的检查显示不稳或术后的影像学检查显示骨软骨或单纯软骨片或移位的盂唇嵌顿在关节间隙。如果没有伴发骨折也没有碎片嵌顿的髋关节复位后不稳,需要查MRI。如果MRI图像显示广泛的盂唇分离,需要手术修复,小的盂唇分离和破裂或韧带和关节囊破裂更适合采用支具限制髋关节在稳定的范围内活动。如果支具固定6周后仍然不稳定则考虑手术探查和修复。关节内碎片不仅阻止关节复位,而且会导致关节软骨磨损。无论哪一种情况,如果碎片太小无法复位固定则必须取出。认真考虑切口以利取出碎片。切开关节囊的时候必须沿着髋臼缘切开以保护股骨头的血供。

注意取出所有 CT 上发现的碎片。好的器械有利于取出碎片。有时候必须脱位髋关节来取出碎片。强力的脉冲灌洗有利冲出小的碎屑。术中必须行 X 线检查并对比健侧明确关节对位情况,检查关节稳定性,了解稳定的活动范围。必要时术后再使用支具 6 周保持关节在安全范围活动。患者使用拐杖根据情况逐步下地活动,配合积极髋关节周围肌肉锻炼。肌力恢复后可在 6 周后弃拐。

关节镜仍处在发展中,最终可能对取出关节内碎片有意义。手术需要牵引,可以使用牵引床或 AO/ASIF 股骨牵引器。术中需要透视监视下以安全插入关节镜器械。术后处理和切开手术一样。

Ⅳ型脱位:指伴有大的髋臼骨折块,需要手术重建。手术可以重建髋臼的稳定性。

移位的髋臼柱骨折需要手术固定重建关节平整性。Letournel 和 Judet、Mears 和 Matta 指出,成功骨折内固定后的效果令人满意。

Ⅴ型脱位:股骨头骨折伴髋关节脱位远期疗效都很差。Butler 做了一个治疗股骨头骨折的前瞻性研究。闭合复位不能解剖复位的股骨头骨块采用内固定,10 个患者中没有 1 个结果是好的。Mast 报道一种抬举股骨头凹陷骨折的技术,将凹陷骨折处抬升,松质骨填压软骨下骨,不需要使用内固定,目前这种方法的远期疗效仍待验证。

第二节　髋关节前脱位

髋关节前脱位发生率远较后脱位低。Thompsonand Epstein 根据股骨头的位置和伴随的髋臼骨折进行分类。文献报道仅占创伤性髋脱位 10%～12%。长期随访研究显示前脱位的预后更差,这可能是由于相应的股骨头损伤所致。

一、发病机制

作用机制以杠杆作用为主,当患髋因外力强力外展时,大转子顶端与髋臼上缘相接触。患肢再稍外旋,迫使股骨头由关节囊前下方薄弱区脱出,髋关节囊前下方撕裂。如果发生车祸时驾驶员并没有意识到危险,右脚常是放在油门踏板上,髋关节外旋外展。在这个位置,膝关节的内面撞击仪表盘,导致右髋极度外展外旋并向前脱位。髂股韧带一般保持完整。股骨头可向前下移位,停留在闭孔内或向上向前移位,停留于耻骨上支平面,偶尔能引起股动静脉循环障碍,或伤及股神经。

二、分类

前脱位综合分类法:

TypeⅠ:没有并发严重骨折,复位后没有临床不稳。

TypeⅡ:没有严重股骨头和髋臼骨折的难复性脱位(指全麻下复位)。

TypeⅢ:不稳定髋或伴有关节内骨块,软骨块,盂唇嵌顿。

TypeⅣ:伴有需要重建髋关节稳定性或关节平整性的骨折。

TypeⅤ:伴有股骨头或股骨颈骨折(骨折或凹陷)。

Epsttin 将髋关节前脱位分类如下:

(1)耻骨方向(向上)

①不伴有骨折(单纯)。

②伴有股骨头骨折。

③伴有髋臼骨折。

(2)闭孔方向(向下)

①不伴有骨折(单纯)。

②伴有股骨头骨折。

③伴有髋臼骨折。

三、临床表现

髋关节前脱位表现为下肢维持于外展和外旋、微屈的位置,并较健肢为长。在闭孔或腹股沟附近可触到股骨头,髋关节功能完全丧失,被动活动时引起疼痛和肌肉痉挛。有明确外伤史,X线片可见股骨头在闭孔内或耻骨上支附近。

四、治疗

对新鲜髋关节前脱位应尽早在麻醉下手法复位。

1.整复手法　　患者仰卧位,麻醉方法同后脱位,一助手把住骨盆,另一助手握住小腿,屈膝 90°,徐徐增加髋部外展、外旋及屈曲,并向外方牵引即加重畸形手法,使股骨头与闭孔或耻骨上支分离。此时术者站在对侧,一手把住大腿上部向外向下按压,一手用力将股骨头向髋臼内推进,同时在牵引下内收患肢,当感到股骨头纳入髋臼的弹响时即已复位,放松牵引后畸形消失,如手法复位失败,应早期切开复位。

2.术后处理　与后脱位相同,但在术后牵引固定时,应保持患肢于内收内旋伸直位。对极少数闭合复位失败者,不宜多次重复,应立即切开复位。造成复位失败的原因,多为嵌入软组织,如股直肌、髂腰肌和撕裂关节囊及股骨头嵌入关节囊的"扣眼"引起,Epsttin 报道了前脱位后髂腰肌阻挡复位的情况。手术可以用 Smith-Peterson 入路,但是这个切口容易损伤股神经和股动静脉。可以采用其他一些暴露前侧关节囊的切口降低这种危险。复位后行皮牵引 3 周,然后扶拐下地行走。在闭孔脱位中,由于股骨头与闭孔前外侧相撞,易发生股骨头前上方压缩骨折,有些学者建议在当 CT 片上显示股骨头压缩>2mm 时,应撬起压缩部位并植骨。

第三节　股骨干骨折

股骨干骨折是临床上常见骨折之一,约占全身骨折的 6%,男多于女,男女发病比例为 2.8∶1。多发生于 20～40 岁的青壮年,其次为 10 岁以下的儿童。股骨是体内最长、最大的骨骼,且是下肢主要负重骨之一,如果治疗不当,骨折可引起长期的功能障碍及严重的残疾。股骨骨折治疗必须遵循恢复肢体的力线及长度,无旋转,尽量保护骨折局部血运,促进愈合,采用生物学固定方法及早期进行康复的原则。目前有多种治疗股骨干骨折的方法,骨科医师必须了解每一种方法的优缺点及适应证,为每位患者选择恰当的治疗。骨折的部位和类型、骨折粉碎的程度、病人的年龄、病人的社会和经济要求,以及其他因素均可影响治疗方法的选择。

股骨干骨折应包括小转子下 5cm 的转子下骨折,骨干骨折及股骨髁上部位的骨折,此 3 个组成部分的解剖及生物力学特点各有不同,诊断治疗前,应考虑到各个部位的解剖特点。股骨是人体中最长的管状骨,骨干由骨皮质构成,表面光滑,后方有一股骨粗线,是骨折切开复位对位的标志。股骨干呈轻度向前外侧突的弧形弯曲,其髓腔略呈圆形,上、中 1/3 的内径大体一致,以中上 1/3 交界处最窄。股骨干为三组肌肉所包围,其中伸肌群最大,由股神经支配;屈肌群次之,由坐骨神经支配;内收肌群最小,由闭孔神经支配。由于大腿的肌肉发达,股骨干直径相对较小,故除不完全性骨折外,骨折后多有错位及重叠。股骨干周围的外展肌群,与其他肌群相比其肌力稍弱,外展肌群位于臀部,附着在大转子上,由于内收肌的作用,骨折远端常有向内收移位的倾向,已对位的骨折,常有向外弓的倾向,这种移位和成角倾向,在骨折治疗中应注意纠正和防止。否则内固定的髓内钉、钢板可以被折弯、折断,螺丝钉可以被拔出。股动、静脉在股骨上、中 1/3 骨折时,由于有肌肉相隔不易被损伤。而在其下 1/3 骨折时，由于血管位于骨折的后方，而且骨折断端常向后成角，故易刺伤该处的动、静脉。

一、发病机制

股骨干骨折多为高能创伤所致，如撞击、挤压、高处跌落。另一部分骨折由间接暴力所致，如杠杆作用、扭转作用等。前者多引起横断或粉碎性骨折，常合并多系统损伤，后者多引起斜面或螺旋形骨折。儿童的股骨干骨折可能为不全或青枝骨折。

股骨干上 1/3 骨折时，骨折近段因受髂腰肌，臀中、小肌及外旋肌的作用，而产生屈曲、外展及外旋移位；远骨折段则向后上、向内移位。

股骨干下 1/3 骨折时，由于膝后方关节囊及腓肠肌的牵拉，骨折远端多向后倾斜，有压迫或损伤动、静脉和胫、腓总神经的危险，而骨折近端内收向前移位。

二、分类

根据骨折的形状可分为 5 型：

Ⅰ型：横行骨折，大多数由直接暴力引起，骨折线为横行。

Ⅱ型：斜形骨折，多由间接暴力所引起，骨折线呈斜形。

Ⅲ型：螺旋形骨折，多由强大的旋转暴力所致，骨折线呈螺旋状。

Ⅳ型：粉碎性骨折，骨折片在 3 块以上者（包括蝶形）。

Ⅴ型：青枝骨折，断端没有完全断离，多见于儿童。因骨膜厚，骨质韧性较大，伤时未全断。

Winquist 将粉碎性骨折按骨折粉碎的程度分为 4 型：

Ⅰ型：小蝶形骨片，对骨折稳定性无影响。

Ⅱ型：较大碎骨片，但骨折的近、远端仍保持 50％以上皮质接触。

Ⅲ型：较大碎骨片，骨折的近、远端少于 50％接触。

Ⅳ型：节段性粉碎骨折，骨折的近、远端无接触。

最严重的粉碎性或节段性骨折也可分为 3 种类型：①为单一中间节段骨折。②短的粉碎节段骨折。③为长节段多骨折块的粉碎骨折。节段骨折意味着节段骨折块区有中度缺血，为不稳定骨折，内固定治疗更为复杂。

从治疗观点来看，分类上最有意义的是骨折的部位。在中段骨折，骨的直径相对一致，容易用髓内钉固定，同样也适合于牵引治疗。由于有肌肉包绕及软组织合页的作用易于维持骨折甚至粉碎性骨折的稳定。而股骨远近端较宽，皮质结构较差,并有可造成畸形的肌肉附着即易造成内固定和牵引维持位置的困难。

三、临床表现及诊断

一般有受伤史,受伤肢体剧痛,活动障碍,局部畸形、肿胀压痛,有异常活动。结合 X 线片一般诊断并不困难。特别要注意以下几点:①股骨骨折常出血量较大。闭合性骨折据估计在 1000～1500mL,开放性骨折则更多,由于失血量较大及骨折后的剧烈疼痛,须注意发生创伤性休克的可能。②股骨干骨折病人局部往往形成较大血肿,且髓腔开放,周围静脉破裂。在搬运过程中常又未能很好制动,髓内脂肪很易进入破裂的静脉,因而在股骨干骨折的病人,应注意脂肪栓塞综合征的发生。③由交通伤等强大暴力导致股骨干骨折的病人,在做出股骨干骨折诊断之后,应注意有无其他部位的损伤,尤其是在髋关节部位,须排除髋关节骨折脱位,股骨颈及转子间骨折。因在有股骨干骨折情况下,髋部损伤常失去典型畸形。X 线应包括上下髋及膝关节。④常规的远端血运及运动检查排除神经血管的损伤。在股骨髁上骨折时应注意股动脉损伤的可能。有时骨折本身并没有引起神经损伤,但如伤后肢体处于外旋位,腓骨头最易受压,常可发生腓总神经麻痹。⑤由挤压伤所致股骨干骨折,有引起挤压综合征的可能性。

四、治疗

(一)石膏固定

成人股骨干骨折很少能够手法复位并用石膏固定。股骨干周围有强大的肌群包绕,能在骨折块部位产生成角应力。因而,成人股骨骨折早期石膏固定后,常导致移位、成角及不能接受的位置;这与其在较小儿童中的应用不同。

Connolly、Sarmieto、Mooney 和其他学者推广了股骨干骨折的股骨管型支具治疗。该方法的确消除了石膏固定的许多缺点,可更早地活动,减少了并发症,获得较好的功能结果及较高的愈合率,但仍存在肢体短缩和成角畸形等问题。

Scudese 介绍穿针石膏技术治疗股骨骨折,53 例股骨干骨折采用经皮螺纹针联合管型石膏固定治疗,病人早期负重。全部骨折均获得愈合,并保留了较好的膝关节功能。由于现在有更好的内、外固定方法可以利用,这种固定方式很少得到运用。当一些老年患者不能进行内固定或不能耐受骨牵引时。穿针石膏技术可以是一个选择。

(二)骨牵引疗法

骨牵引疗法常用于股骨干骨折其他终极治疗的前期阶段,单独牵引治疗由于需长期卧床,住院时间长,并发症多,目前已逐渐少用。

牵引的要求与注意事项:①将患肢放置于带副架的托马架上或波朗架上,以利膝关节活动及控制远端旋转。②经常测量下肢长度及骨折的轴线。③复位要求无重叠,无成角,横行移位不大于1/2直径,无旋转移位。治疗期间功能锻炼:从第2天开始练习股四头肌收缩及踝关节背伸活动;第2周开始练习抬臀;第3周两手吊杆,健足踩在床上,收腹,抬臀,使身体大、小腿成一直线,加大髋膝活动范围;从第4周开始可扶双拐行走,直至X线片检查骨折愈合为止。

(三)外固定器固定

大部分开放性股骨干骨折,特别是对于大面积污染的骨折,采用外固定器是确实有效的治疗方法。伤口覆盖后,早期(2周内)将外固定器换成髓内固定可减少感染的发生率。另外在一些骨折不稳定、严重多发伤的病人,特别是存在失血性休克的患者,外固定器固定可以迅速临时固定。外固定可一直维持到骨折愈合,但这与髓内钉比较常导致膝关节活动范围减少。常用6针单平面单侧或多平面单侧外固定架,均放在大腿外侧。若单用外固定治疗,每隔3~4周摄X线片,一般在3~6个月内可达到骨折愈合,如发生迟缓愈合,可暂时去除骨外固定器的连接杆行植骨术。外固定架的最常见并发症是钉道感染,轻度感染可加强局部护理和口服抗生素,严重感染时,针可在骨内松动,须取出后重新在附近部位穿针固定。

(四)手术治疗

近年来,由于内固定器械的改进,手术技术的提高以及人们对骨折治疗观念的改变,股骨干骨折现多趋于手术治疗。成人长骨干骨折的治疗,包括股骨的治疗,在20世纪90年代,治疗理论从AO坚强内固定,向BO生物学接骨术转变,虽然对生物学接骨术的内容还无统一认识,但原则是尽量使骨折愈合按照骨折后生物自然愈合过程来进行。骨外膜和软组织在骨折愈合过程中起主要作用,骨髓内血供也是重要因素,因此生物学接骨术的涵义应当包括不剥离或尽少剥离骨外膜,不扩髓,尽量采用髓内固定,以容许骨折上下关节早日活动,提高骨愈合率。

1.钢板螺丝钉固定　对于股骨干粉碎性骨折,骨折块间加压及钢板螺钉固定可获得非常精确的复位。这种治疗允许早期活动,并可获得较好的功能。这种手术不需要骨科手术床及X线影像增强器。对于儿童股骨骨折由于髓内钉固定会影响骨骺而应采用钢板固定,其他不适合髓内固定患者均可使用钢板螺丝钉固定。

自20世纪60年代以来,瑞士AO学组的外科医生一直在使用钢板内固定治疗股骨干骨折,他们的方法具有很多的支持者。但是股骨骨折是否适合钢板内固定仍有一定争议。Ruedi和Luscher(1979年)对123例病人的131侧股骨粉碎性骨折采用 AO 钢板内固定,报道其中 92% 功能结果良好或非常好。Magerl 等 (1979 年)报道 63 例 67 侧股骨干骨折钢板固定的治疗结果,出现过多的并发症,这包括 7 例钢板折弯和折断,2 例再骨折,2 例深部感染。Cheng 等对 32 例股骨干骨折进行了 3 年随访,其中 6% 为 Gustilo Ⅰ 级开放性骨折,结果发现植入物失败率为 6%,再骨折率为 3%,骨折不愈合率为 3%。Ruedi 和 Lascher 建议常规在内侧植骨,他们注意到如果未能达到坚强的内固定和骨折块间加压等手术目的,其并发症就很多;如果成功地达到了上述目的,则并发症很少。在最近的钢板治疗股骨干骨折的临床研究中,Thompson 等报道了 77 例骨折 3 年的随访结果,其中 12% 为 Gustilo Ⅰ 级开放性骨折。植入物失败率为 7%,8% 需再手术,8% 需继续管型石膏固定或牵引。对小于 60 岁的股骨干骨折病人,作者认为钢板固定是最佳治疗方法,并建议如未能达到坚强的内固定则应植骨。Mast 和其他学者建议在钢板固定粉碎性股骨干骨折时,对中间骨折块采用间接复位,保留软组织在骨的附着,特别是内侧的附着,最后进行加压。他们在钢板固定股骨干粉碎性骨折时,保留了内侧软组织的附着,虽未行内侧植骨,仍获得了极佳的治疗效果。钢板固定治疗股骨干骨折需要经验和判断,这种方法的滥用将会产生比其他方法更差的结果。

钢板固定应遵循 AO 技术原则,选择动力加压钢板,以不同角度拧入螺钉,在有蝶形骨块情况下,应以拉力螺钉方式固定。钢板应放置在张力侧,即在股骨的外后侧。每一个主要骨折块须固定 8～10 个皮质,以达到足够的稳定。在钢板对侧有骨缺损,必须植骨。伤口内应放置引流。术后 4 周,足趾着地,部分负重,根据耐受情况逐步增加负重,直至完全负重,钢板不应在 18 个月以前取出;取出钢板后 3～4 个月避免过度负重,4～6 个月不参加体育活动。

目前 AO 固定原则,四肢长骨干治疗中不再强调骨折解剖复位和绝对坚强内固定,目前比较重视生物学的接骨板固定方法,如 LOP(锁定加压接骨板),手术方法也逐渐改进。钢板固定保留了骨内膜的血供,但钢板下的骨皮质则失去生机。AO 学组发明了新型低接触型动力加压钢板,这种钢板有一个弧形的内面,能更多地保留骨膜的血供,这些钢板的临床应用研究仍仅是初步的。

2.髓内钉固定 髓内钉的发展从梅花型髓内钉、扩髓髓内钉,到不扩髓髓内钉,现在的髓内扩张自锁钉,内固定的设计要求更符合生物学接骨术的原则。

梅花型髓内钉为 20 世纪 40 年代出现的,亦有称之 Kuntcher 髓内钉,由于其固定作用来自髓内钉与髓内腔壁紧相嵌所产生的摩擦力,从而控制骨折端旋转和剪力,因此对于髓腔峡部的横行、短斜形或短螺旋形骨折最为适合,而峡部的粉碎性、长斜形及长螺旋形骨折,以及髓腔较宽的远 1/3 骨折,则非梅花钉所胜任。

现在这些类型的骨折已采用改良的髓内器械——交锁髓内钉治疗。交锁髓内钉具有一定弧度，以适应股骨干前弓结构，远近端都有锁孔。配套器械为打入器及锁钉导向器，用于髓内钉打入，并确保锁钉能顺利通过锁孔。交锁髓内钉固定骨折处于骨干的中轴线上，通过横穿的锁钉使之与长骨形成一个整体，力臂从骨折延伸到骨干两端，具有很大稳定性，可闭合穿钉对骨折部位干扰小。交锁髓内钉取出手术也较钢板的损伤小，同时交锁髓内钉亦克服普通髓内钉手术适用证窄的缺点，将适应证扩大到粉碎性骨折、多段骨折、骨缺损等。

交锁髓内钉面世以来经过了数代的改良：标准带孔髓内钉通过横行和（或）斜行贯穿拧入锁钉螺钉以控制近端和远端的主要骨折段。改良的第一代交锁钉，如Grosse-Kempf钉，近端有一个管状部分用以增进和近端螺钉交锁。Russell-Taylor交锁髓内钉属于第二代交锁钉，其型号标准与精细的三叶状横切面密切相关。较小直径的髓内钉（三角钉），随着直径减小而壁的厚度逐渐增加，在锁孔平面横切面改变为圆三角形可达到最大的切面模量，这样增加了内植物的抗疲劳寿命。不仅如此，每个孔最终都经过了冷膨胀处理，这大约可使张力强度增加35%。由于交锁髓内钉在功能上属于均分负荷型器械，这些改良在增加强度和疲劳极限方面非常重要。最新设计的第三代股骨髓内钉是由钛合金制造，包括空心AM股骨钉和实心AO不扩髓股骨钉。制造股骨髓内钉的材料究竟是不锈钢还是钛合金更好，仍有不同观点。

交锁髓内钉远、近端的锁钉具有防治短缩和旋转作用，这种固定方式称为静力固定，对于横行及短斜形股骨骨折只固定远端或近端，另一端不固定，骨折端可以沿髓内钉产生微动及纵向压力，形成嵌插和利于骨折愈合，从而形成动力固定。有些骨折的早期需静力固定，但骨折愈合到一定程度后，可先拔出一端锁钉，改为动力固定。

交锁髓内钉治疗股骨骨折，已广泛用于临床并取得满意的效果，由于其结构特点，仍存在应力集中，近4%患者发生锁钉或髓钉断裂，另外术中需要X线透视机等设备，为克服以上不足，李健民设计髓内扩张自锁钉，使股骨骨折治疗变坚强内固定为生物学固定，简化了治疗。髓内扩张自锁钉结构特点：由外钉及内钉两部分组成，外钉为一直径9mm不锈钢钉，钉的两侧为"燕尾"形"轨道"，下端两侧为15°~20°坡形滑道，以便髓内钉插入后，其下端两翼向两侧张开。钉体前后有浅槽，具有股骨平均解剖弯曲的弧度。其横截面为卷翼"工"字梁形。内钉截面为等腰三角形，其上端沿三角形高的方向增宽成宽刃状，其下端制扁平1.6mm之矩形截面，形成向两侧扩张之两翼，该结构构成两对称，其上端连接有供打入、拔出螺纹。内钉插入外钉后,其上端为嵌于股骨上端松质骨之宽刃(约 3mm),中部内钉侧刃凸出外钉约 1mm、1.5mm、2mm 不等,以适应不同的髓腔宽度,并嵌于髓腔狭窄部及股骨上下端的松质骨内,其下端扁平两翼沿外钉坡道伸出,插入股骨髁中,主要是控制骨折部位的旋转移位,并将扭矩分散,避免应力集中。髓内扩张自锁钉固定机制及生物力学测试结果:髓内扩张自锁钉是一个多钉固定系统,其中外钉有较强的刚度,内钉韧性好,含有侧刃,外钉直径较小,靠与侧刃宽度不等的内钉组合来适应不同髓腔宽度,并与髓腔内壁相嵌,并切入管状骨端松质骨中,与内钉下部分分开的双翼共同抵抗扭转,与带锁钉的横钉相比,扭矩分散,无应用集中现象。内、外钉体组合一起,其抗弯强度与较粗髓内钉相当,靠主钉顶部防短缩螺帽与内钉下部分开的交叉翼结合,有良好的防短缩功能。髓内扩张自锁钉临床应用,骨折愈合率 90.9%,内固定失败率 2.1%,肢体功能恢复率 97.7%。此方法优点:①骨外膜损伤小,闭合穿钉则不切骨外膜或开放复位少破坏骨外膜;②不扩髓,骨髓腔有较长范围的接触固定;③无骨端锁钉,应力不集中,内外钉之间有一定弹性,抗折弯,抗扭转应力大,有中等抗短缩能力,还符合骨折端的生理压力,比较符合生物学固定。

髓内扩张自锁钉仍有待大量临床验证。目前临床运用的主流仍是交锁髓内钉,收到了较好的临床效果,但是仍有一些未定论的问题。

(1)闭合和开放穿钉的问题:闭合穿钉有利于减少感染和提高愈合率,有关报道中闭合性股骨骨折切开穿钉的感染率接近 10%,但闭合性骨折闭合穿钉的感染率则不超过 1%;开放性股骨骨折采用闭合扩髓穿钉的感染率为 2%~5%。缺点是闭合穿钉要求技术较高,手术者接触 X 线较多,当闭合穿钉有困难时,可做小切口,尽量少剥离软组织,用骨膜起子撬拨复位,顺入导钉,不少报道认为,这种小切口复位方法,结果与闭合髓内钉效果相仿。

(2)扩髓和不扩髓的问题:应用髓腔挫扩大髓腔,有利于使用较粗的髓内钉,可增加钉与髓腔壁的接触面,从而加强骨折稳定性,避免髓内钉疲劳断裂,有利于早期锻炼负重。但是 Pratt 等的研究结果显示:成人股骨扩髓后,当髓腔扩大至 12mm 时,其抗扭转强度将减少 37%,而当髓腔扩大至 15mm,抗扭转强度将减少 63%。如此大幅度的降低,难以用去除这样少量的骨质来解释,他们推测可能是扩髓过程中骨质产生了微小损害。他们注意到当峡部扩髓至股骨直径的 48% 时,其强度明显减少(65%),同时也认为扩髓延长了手术时间,增加了失血量,加重骨折的粉碎和蔓延效应。在对骨愈合的影响方面,支持扩髓的学者认为扩髓时破坏的髓内血供能迅速重建,扩髓挫下的骨屑可以促进骨愈合,临床也能看到扩髓后的骨折端骨痂更丰富。不支持扩髓的学者则认为扩髓破坏髓内血供,增加感染机会,特别是开放固定时,挫下的骨屑也会丢失,不利骨折愈合。一些研究认为扩大髓腔可增加脂肪栓塞的风险,Wenda等发现在扩髓的时候,可在右心房见到"暴风雪样"栓子。尽管如此,多年来,一直认为扩髓髓内钉是一种安全的手术,这些骨髓栓子的临床意义尚不清楚。

由于扩髓可能产生不利影响,不扩髓髓内钉逐渐受到重视。支持不扩髓髓内钉的医生称不扩髓可以保留髓内血供,减少骨不愈合机会,并能减少感染机会。但由于不扩髓,使用的髓内钉直径相对较小,可能导致增加内固定折断风险及骨折固定不够稳定的问题。目前为止,临床研究显示不扩髓髓内钉只是取得和扩髓髓内钉相似的临床疗效,尚没有足够证据显示不扩髓髓内钉优于扩髓髓内钉。

(3)是否动力化的问题:骨干骨折除非有很好的稳定性,一般均使用交锁髓内钉为好。不稳定性骨折用动力性或无锁髓内钉固定后的并发症包括肢体短缩(平均2cm)和旋转对线不良,常需再手术。为了证实静态交锁钉固定的愈合情况,防止非交锁钉固定不稳定性骨折的并发症,Brumback等对100例股骨骨折前瞻性地全都采用静态交锁的Russel-Taylor钉治疗,并不考虑骨折粉碎程度。所有骨折都愈合,仅2例需动力化以促进骨折愈合。随后,Brumback等指出:去除静态交锁钉及螺钉后没有发生再骨折;静态交锁只会产生很小的应力遮挡,经过干骺端的残余螺钉孔并没有明显的应力增加。

(4)开放性和闭合性骨折手术的最佳时机问题:关于髓内钉治疗开放性及闭合性骨折的最佳时机仍有争论。争论主要集中在骨愈合和感染率上。根据Lam的观点,股骨干骨折延迟至伤后1~2周再行切开复位内固定,骨折不愈合率明显减低。这是因为:①术前骨折部位的血肿已经机化。②皮肤和软组织的损伤已愈合。③手术创伤之前骨折部位的血运已增加。然而,Bone、Behrman、Fabian、Kudsk和Taylor等证明股骨骨折24h内固定比延迟至48h之后可明显降低并发症的发生率;多发伤病人并发症的发生率差异尤为明显。以往认为必须延迟插钉以防止感染,但最近的有关报道指出,开放性股骨骨折即刻插钉并不明显增加感染的危险性。目前资料支持对大部分股骨骨折应早期(伤后24h之内)采用髓内钉治疗。

(5)髓内钉粗细的选择:Bogu等最近回顾比较了小直径髓内钉(10~11mm)和大直径髓内钉(超过11mm)治疗99例股骨骨折的结果。两组之间在骨折愈合时间、允许完全负重时间、需第二次手术的机会、肺部并发症等方面没有明显的差异,无1例发生髓内钉折断。作者认为小直径髓内钉可以安全地用于股骨骨折的固定。

（6）顺行和逆行穿钉的选择：对于病态性肥胖者、同侧股骨颈和股骨干骨折、同侧股骨和胫骨骨折（浮膝损伤）以及多发性创伤等，最近提倡采用逆行髓内钉固定治疗。Sanders 和 Gregory 等均报道了通过股骨内髁入口插入股骨钉在技术上存在问题。目前建议采用髁间切迹入口插钉。Moed 和 Watson 报道 22 例股骨骨折应用不扩髓的逆行髓内钉固定，无感染或内固定物折断的情况发生，但有 3 例骨折不愈合（13.6%）和 1 例旋转对线不良（4.5%），除 1 例并发膝关节脱位外，其余膝关节活动范围均达到正常。Herscovici 和 Whiteman 报道逆行股骨钉治疗 45 例股骨骨折，无感染发生，2 例骨折不愈合（2.2%），2 例旋转对线不良（4.4%），1 例膝部皮肤缺损，膝关节平均屈曲范围为 12%。近来，Ricci 等对 293 例股骨干骨折用顺行和逆行股骨钉治疗进行比较，两组的愈合率、延迟愈合率和畸形愈合率接近，顺行组出现髋痛者较多，占 9%，而逆行插钉组出现膝前痛者较多，占 36%。

（五）并发症

1.钢板疲劳弯曲折断及松动 若骨折的类型是粉碎性或有骨缺损时，在骨折粉碎或缺损区必须早期植骨，以获得因骨愈合而得到骨性支撑，防止钢板应力集中而发生疲劳弯曲和折断。Rozbtuch 1998 年报道钢板治疗股骨干骨折，内固定失败率（钢板或螺丝钉断裂、弯曲）为 11%，内固定物松弛（螺钉失去术后原位置及发生松动）约为 5%，失败原因及预防措施如下。

（1）适应证选择不当：首先是患者本身情况，在骨折部骨质疏松情况下，不应选用普通钢板内固定，可选用锁定钢板。其次考虑到目前常用 AO 技术的局限性，在高能量损伤导致骨折，AO 的核心技术——折块间加压固定却难以达到预期作用。应从既往较单一生物力学着眼，转变为生物学为主，更加强调保护局部血运，应用锁定钢板进行桥接固定，尽量微创，不损伤骨折端血运。对具体骨折缺乏分析，不考虑条件，例如对蝶形骨折，仍以加压钢板固定。其实此类骨折应按支撑固定原则，选用中和（平衡）钢板进行非加压固定。另外严重粉碎性骨折，严重开放性骨折也往往没有条件或不宜采用加压钢板固定。

（2）方法错误：违反钢板技术的应用原则。

①钢板张力侧固定原则：从生物力学角度分析，肢体于负重时或承受载荷时，骨干某一侧承受的应力为张应力，是张力侧。如承受肢的股骨干，因在单肢负重时，身体重力必将落于该肢的内侧，因此股骨干的外侧（严格地说，因股骨颈有前倾角，应为后外侧），股骨干骨折用钢板固定时应置于外侧，错置于前侧者钢板极易失败。

②钢板对侧骨结构的解剖学稳定原则：钢板固定既来自钢板本身性能和固定

技术,同时也必须恢复骨折部骨骼稳定性,即"骨骼连续性和力学的完整性",因此每当钢板固定之对侧存在缺损时,如粉碎骨折片,或因内固定而出现的过大间隙,都需要给予消除,植骨是其重要手段,否则,即会因不断重复的弯曲应力,致使钢板产生疲劳断裂,这是钢板固定失败常见原因。如蒋协远报道102例钢板治疗股骨干骨折失败原因中,有84例原手术复位固定后骨折端有超过2mm间隙或骨折部位内侧有骨缺损,且未植骨,结果招致内固定失败。另外,植骨后,于6周左右能形成连续两骨折端骨痂,产生一个生物接骨板效应,于6～10周即可发挥作用,从而减少钢板所承受的应用,减少钢板失效。

③钢板固定原则:各种内固定物应用均有其固定方法与步骤,如果对方法不熟悉,图省事无故简化,或设备不全勉强使用,都可以使固定物的固定作用失效。例如:AO螺钉固定时,与普通钢板根本不同是具有充足的把持力。AO加压螺钉之所以能使骨折块之间形成加压,是依靠宽螺纹对远侧骨折块的把持力和借助螺钉在近侧骨折块钻孔内的滑移作用获得。皮质骨螺钉为非自攻式螺钉,其螺钉与螺纹径的差距较大(常用的皮质骨螺钉4.5mm,螺径仅为3mm),必须在钻孔(钻头3.2mm)后,选用丝锥攻丝,再顺势徐徐旋入螺钉,否则势必将钻孔挤压形成无数微骨折,从而使螺钉把持力大大削弱,实践中,此类错误仍不少见。动力性固定是依靠球形螺帽沿钢板钉孔之固定轨道旋转滚动下移,带动加压侧之骨块向骨折部移动,以产生骨折块间加压。加压侧之加压螺钉入骨的位置必须准确。因此,在钻孔时需用专门的偏心导钻。如果凭肉眼瞄准,很难不差分毫,如此则易造成螺钉无法滚动下滑直达底部。螺帽卡在钉孔边缘,不能完成加压。

(3)术后未能正确功能锻炼和过早完全负重:蒋协远等报道102例钢板固定失效者,其中56例(54.9%)钢板固定后不稳定,术后加用外固定或骨牵引,导致膝关节屈伸活动受限,在功能锻炼时增加了骨折端应力,造成钢板固定失效。开始功能锻炼的时间以及锻炼的方法决定于患者体重,术前膝关节活动情况和术中内固定稳定程度等因素。绝不能因钢板本身材料强度高,而骨折端未获加压就过早、过多地活动,反之,邻近关节处于正常活动范围,可以减少骨折端应力,起到间接保护钢板的作用。另外患者在术后3个月内完全负重,也是导致钢板失效原因。文献报道:股骨新鲜骨折的平均愈合时间为14～15周,近4个月。所以3个月内避免负重。另外,指导病人部分负重逐步过渡到完全负重。主要依据骨折愈合进展情况,只有在临床和X线都证实骨折已愈合时,才能完全负重。

2.髓内钉固定失败　髓内钉固定术是20世纪治疗骨折治疗取得的最大进展之一,而带锁内钉是近30年来,由于生物力学发展,X线影像增强设备的改进及推广,手术器械更新及骨科手术技术的完善,给这个古老方法注入活力,成为目前治疗股骨骨折主要方法之一,但内固定松动或失效率仍高达 8%～10%。主要原因如下:

(1)适应证选择不当:带锁髓内钉治疗股骨干骨折较普通髓内钉使用范围明显扩大,适用于小转子以下,距膝关节间隙 9cm 以上各种类型的股骨干骨折。但在适应证选择上,必须考虑锁钉的位置,由于近端锁钉通过大小转子,因此大小转子必须完整,否则近端锁钉起不到固定作用。同时,骨折线不能太靠近股骨远端,否则远端锁钉控制旋转及短缩能力减弱。尤其靠近骨折远近端的裂纹骨折,普通 X 线片显示不清,有可能造成内固定失效。因此,对此类病人,术前可做 CT 检查,确定骨折范围,以免适应证选择不当,造成手术失败。

(2)术中内固定置入错误

①近端锁钉放置失败:近端锁钉的植入因有定位器及其相适应的器械,一般无困难,但当瞄准器松动或反复应用瞄准器变形,锁钉也有可能从主钉锁孔的前方或后方穿过,不能起到固定作用。Shifflett 等报道,84 例股骨干骨折中有 2 例近端锁钉未穿过锁钉孔。预防方法:放置近端锁钉前一定要拧紧主钉与定位器的连接杆,以免松动造成定位器不准;在放置锁钉前,正位透视下主钉近端的锁孔内、外缘应各有一半月形切迹,若锁钉穿过主钉的锁孔,半月形切迹消失。侧位透视,锁钉与主钉应完整重叠,见不到锁孔。

②远端锁钉放置失败:因目前尚无理想的远端锁钉的定位器,故远端锁钉的放置是手术中较困难的一步。Wiss 等报道了 112 例粉碎性骨折干骨折中有 1 例远端锁钉未通过锁钉孔;同一作者报道 95 例股骨转子下骨折,用 G-K 钉固定亦有 3 例远端锁钉未通过锁钉孔。预防方法:主钉在打入髓腔过程中,钉体可能会发生轻微的扭曲、变形,造成锁钉孔相应发生改变。在正常情况下,用 C 型臂机、X 型机侧位观察远端锁钉孔,钉孔呈正圆时,髓钉放置比较容易,否则应适当调整 C 型臂机、X 型机与股骨远端的角度,或改变肢体的位置,以使钉孔在荧光屏上呈现正圆时为止,经验少的医生应特别注意。目前文献报道放置远端锁钉方法比较多,均可参考使用,作者认为应以徒手尖锥法较实用,即 C 型臂机 X 线机监视下,当锥尖放到圆的中心时,垂直敲,这时助手固定位患肢,以免因肢体晃动造成锥尖移位。

(3)术后主钉的断裂及锁钉的退出或断裂

①主钉断裂:髓内钉是通过股骨中轴线固定,应力分布比较均匀,应力遮挡作用小,主钉断裂的机会相对比较少,股骨发生骨折后,其外侧为张应力,内侧为压应力,带锁髓内钉虽然通过股骨中轴线固定,但在骨折端,钉受到向内弯曲应力的影

响,尤其粉碎性骨折者,钉体受到应力较大,另外受钉的质量影响及术后过早负重均易造成主钉断裂。预防方法:手术时尽量减少对骨折端血液循环的破坏;若为萎缩性骨折不愈合应植骨;用普通髓内钉固定失败后改用带锁髓内钉内固定时应选较前者粗1mm髓内钉;对于粉碎性骨折或第二次手术的骨折应适当延长不负重时间,应在骨折端出现桥形骨痂后逐渐增加负重;选择动力型或静力型固定一定要适当。

②髓钉的退出及断裂:近端锁钉是通过大、小转子固定的,和肢体承重方向有一定夹角,虽退出可能性不大,但有可能发生断裂。发生螺钉断裂和退出原因:过早负重,螺纹和主钉锁孔缘卡件,负重时锁钉易发生断裂,锁钉退出均发生在远端锁钉,其原因是安放远端锁钉时遇到困难,反复钻孔,造成骨孔过大,锁钉松动。预防方法:无论动力型或静力型固定,没有达到骨性愈合前,患肢不能完全负重,以防锁钉断裂;主钉要有足够长度,应在股骨远端安置远端锁钉。

3.感染

(1)原因:较复杂,术后发生深部感染是严重的并发症。内固定的感染率闭合骨折约为0.5%,开放骨折术后的感染率为2%～3%。在开放损伤时,由于治疗时间过晚,或清创不彻底往往发生局部感染。闭合骨折感染的原因虽多为医源性,如手术过程中及使用器械或敷料消毒不严密,手术时间及创伤严重,都可成为感染因素,但确定比较困难。

(2)临床表现

①急性期:是指内固定术后2周内出现感染。疼痛和发热是常见症状。血沉和C反应蛋白升高,X线片没有明显变化。

②亚急性期:2周后临床症状消失,患者诉含糊的深部搏动疼痛,可局限在骨折部位。可存在两种形式:手术切口处发热和剧痛,炎症的症状很少或仅有轻度疼痛。实验室检查血常规、血沉和C反应蛋白异常。X线片在内固定的螺钉周围有明显透亮区,骨折端经常可以看到骨质吸收、皮质骨溶解等骨髓炎的早期征象。

③慢性期骨不连:感染性不愈合可持续数月甚至数年,伤口慢性流脓,骨折端疼痛,内固定失效。X线片表现典型的不愈合征象,骨折端分离,髓内固定物明显松动。

④慢性期骨愈合:骨折已愈合但感染仍存在。

(3)辅助检查

①实验室检查:急性反应期如血沉及C反应蛋白升高,若感染长期存在则可出现白细胞计数升高并出现贫血。在张力最大或炎症部位穿刺培养可明确诊断。

②放射学检查:在 X 线片上看到髓腔的变化最早也需要几周时间。开始是在骨折部位皮质密度轻微减低,随着感染的发展,在内固定物和锁定螺丝周围可看到透亮区,以后在骨折部位可出现皮质骨内膜呈扇形溶解,骨膜反应可延伸到骨折端的一定距离,常与骨痂或骨膜新生骨相混淆,更严重的骨吸收提示深部感染。

(4)治疗:股骨干骨折术后感染的外科治疗原则如下:①所有骨和软组织炎性组织必须清除。②稳定的固定是控制感染和骨愈合关键。③内固定容易被多糖蛋白复合物所覆盖,这种复合物中可隐藏细菌并促进生长,因此取出内固定可看成是去除感染源。④如果是髓内钉固定,整个髓内钉在髓腔的位置及锁定螺钉周围皆属于感染灶,因此取钉后用小的髓腔挫行髓腔清创是有效的。⑤使用足量的细菌培养敏感的抗生素。股骨干骨折术后感染的外科治疗分阶段进行,具体方法如下:

急性期:积极的治疗可保证骨的存活和固定物的稳定。手术切口或炎症最重要部位的引流是第一步,同时静脉使用抗生素。髓内钉感染可考虑使用髓腔减压,在骨折端或其他部位切开清创,如果脓性分泌物多可进行灌洗,取出远端的 1 枚锁定螺钉,使液体从骨折端和钉孔流出来,之后螺丝钉重新置入。实心髓内钉应在钉周围冲洗。所有伤口均应畅开二期愈合。松动的髓内钉及螺钉必须更换以提供足够的稳定性,因为骨折部位稳定性对愈合和控制感染是重要的。若髓腔感染仍无法控制则可考虑拆除髓内钉改用外固定支架等固定。静脉给予敏感的抗生素,直到感染得到控制,通常需 2～4 周,之后再口服抗生素 1 个月。

亚急性期:在亚急性期主要问题是早期骨髓炎及骨愈合不完全。一些患者临床和放射学征象少,单独应用静脉抗生素就有效,但大部分患者需要进一步治疗。固定牢固的骨折应清创,静脉应用抗生素 2～4 周或直到临床症状消失,继续口服抗生素一段时间。固定不牢固、有明显放射学变化的骨折通常有明确感染,应行清创,取出固定物,留置冲洗引流管。髓内感染要全长扩髓,通常扩大直径 1～2mm或在髓腔挫的沟槽中可看到正常的骨屑,然后重新置入髓内钉和锁定螺钉,骨折断端的切口应开放延迟闭合。也可以在扩髓后用外固定架,对于严重扩散的髓腔感染和需对骨广泛清创的骨折来说,外固定架比髓内钉更佳,并同时局部应用抗生素。静脉抗生素持续 6 周后改口服。

慢性期骨不连:治疗的基本原则是骨与软组织彻底清创,固定骨折,促进愈合,根治感染。

慢性期骨愈合:小块骨感染仅需取内固定物、简单的髓腔冲洗,不必长期应用静脉抗生素;广泛的髓腔感染则应取出内固定物、冲洗和静脉抗生素。

4.延迟愈合和不愈合　　延迟愈合和不愈合是高能量的骨干骨折后常见的并发

症。近来越来越多的报道以不扩髓髓内钉来治疗高能量的骨干骨折,它可提供足够的机械稳定性,对软组织和骨内血供损伤最小。但一部分文献指出常需再次手术植骨促进愈合。

(1)原因:延迟愈合和不愈合是骨折治疗中常见的并发症,其原因可分为两方面:①局部创伤因素:软组织损伤严重,骨血供受损,如三段或粉碎性骨折等。②医疗因素:主要的为内固定物的松动、弯曲和断裂,原因有内固定物选择不当,手术技术不合要求,内固定物质量差、强度不够,缺乏合理功能锻炼。

(2)临床表现:延迟愈合和不愈合的临床表现,肢体局部水肿持久存在,压痛长期不消失,甚至在一个时期反而突然加重。X线片上可显示软骨成骨的骨痂出现晚而且少,并长期不能连续,骨折端的吸收更为明显,间隙增宽,边缘因吸收而模糊。在骨膜断裂的一侧,骨端变圆。至于不愈合,除临床上有骨折端之间的异常活动外,X线片上显示:骨端硬化,髓腔封闭;骨端萎缩疏松,中间存在较大间隙;骨端硬化,相互成杵臼状假关节。

(3)治疗:延迟愈合通常与骨折未能得到稳定的固定和创伤或手术造成的局部血运障碍有关。治疗时必须改善固定方式,以维持骨折端的稳定,并鼓励病人做肌肉收缩活动来改善局部血液循环。若钢板对侧有骨缺损,则必须植骨。股骨的不愈合治疗则取决于它的病理特点。肥大型的骨折不愈合,表明骨折区有良好的血运和成骨能力,骨折不愈合是由于固定不良造成,改善固定条件是绝对必要,往往可采用加压内固定的方式使骨折达到稳定的固定骨折即可愈合。萎缩型骨折不愈合,常由于感染所致,局部血运和成骨能力极差,除须牢固的固定外,植骨是绝对必要的。对于具有窦道的感染性骨折不愈合,通常采用先闭合伤口的方法,待感染稳定半年后再重新内固定和植骨。目前由于抗菌技术的进展,也可采用更为积极的治疗方法,在扩创的同时局部植入直径小于 5mm 的松质骨块或骨条。骨折常用外固定架固定,能闭合伤口者,可用灌洗的方法来控制感染,不能闭合伤口者可开放换药,直至伤口闭合,骨折常在 3~6 个月愈合,有文献报道 20 余例均取得成功。在有大块骨缺损的情况下,可采用大块植骨加松质骨植骨,或可采用 Ilizallov 骨节段移位和延长方法,文献报道有较多成功病例,值得推荐。

5.畸形愈合　股骨畸形愈合很常见,通常是由于不对称肌力的牵拉,重力作用造成的成角畸形,最常见的是向前外成角,形成向内翻的弧度,其原因是由于外展肌和屈髋肌的牵拉接近骨折端向前外移位,内收肌的牵拉将远骨折端向内移位所造成。骨折畸形愈合常见于用石膏或牵引治疗的方法,尤其再骨折牢固愈合前负重极易发生。一般骨折有向前 15° 成角尚可接受,可由髋膝活动来代偿,而向外弧度则不能接受,膝关节将承受过度的不正常的负荷。成角畸形在骨折尚未牢固愈合前可用石膏楔形切除或折骨术来纠正,过大的畸形则须手术来纠正和内固定。下肢短缩不应超过2cm,否则步行将出现明显的跛行。

6.膝关节功能障碍　股骨干骨折后的膝关节功能障碍是常见的并发症,其发生的主要病理改变是由于创伤或手术所致的股四头肌损伤,又未能早期进行股四头肌及膝关节的功能锻炼,膝关节长期处于伸直位,以至在股四头肌和骨折端间形成牢固的纤维性粘连。术中可见股中间肌瘢痕化,且与股骨间形成牢固的粘连。粘连之股中间肌纤维在膝关节伸直位时处于松弛状态,屈曲时呈现明显紧张。其他病理改变有膝关节长期处伸直位固定而造成股四头肌扩张部的挛缩。关节内的粘连则常由于长期制动造成浆液纤维素性渗出所致,粘连主要位于髁间窝和髌上囊部位,有时甚至是膝关节功能障碍的主要原因。治疗主要通过伸膝装置粘连松解。伸膝装置松解术适应证:股骨干骨折后膝关节僵直1年,非手术无效者,如超过2年以上者效果较差,注意患者对膝关节屈曲活动能满足维持正常步态,但从坐位至直立位双膝必须有110°屈曲功能。伸膝装置松解术,主要是解除关节内、外粘连及解决股四头肌特别是股中间肌底挛缩,达到功能恢复的目的。

手术中和手术后应注意以下几点。

(1)切口选择:髌前直切口位,易发生术后切口裂开,可以改用髌前S形延长切口,或髌骨内外侧切口,减少张力,同时间断采用粗丝线缝合。

(2)彻底松解粘连:对关节外粘连,除非股直肌确实短缩和严重影响屈膝,不要轻易延长,但对挛缩的股中间肌可以采用髌骨止点切断或多段切开,挛缩严重的可切除;对股内、外侧肌挛缩,可以从髌骨止点切断,后移缝在股直肌上;不切断股内外侧肌止点,术后伸膝力恢复较好,可保持屈膝90°,扩张部呈横行切开至胫腓侧副韧带为止,术后翻转部分肥厚扩张部,封闭关节腔。对关节内粘连主要采用手法松解,徐徐松解至最大限度,最好达到140°,最低达到90°～100°,这样术后一般能保留85°左右。

(3)止血、防止再粘连:有的学者主张尽可能不用止血带,避免术中遗留小出血点,引起术后血肿。采用气囊止血带控制下,无血操作,锐性解剖,移除止血带后,彻底电凝止血,术后加压包扎,负压引流48h。

(4)改善关节功能:术中股骨前部注意保留一层纤维或骨膜,必要时可置入生物膜衬垫,将创伤组织隔开,避免粘连,以改善术后关节功能。医用生物膜是一种稳定无活力的高分子聚合物组织材料,其光滑面与组织不相粘连,粗糙面与组织愈合良好,防止粘连已取得满意结果,另外注意扩张部应尽可能在屈曲位缝合。

（5）功能锻炼：术后采用持续被动活动（CPM），强调缓慢持续而逐渐增大膝关节的屈曲度，使膝关节修复后的新生组织逐渐松弛，符合弹性延伸的生物力学原则，也可以使纤维化的组织在持续的张应力下逐渐松弛，从而防治手术创面形成新粘连和再挛缩，克服术后膝关节回缩现象。CPM 使用每日至少 4～8h，可分 2 次或 3 次进行，一般前 3d 控制在 40°～70°，第 4 天后逐渐增加至最大范围，持续 1 周左右。1 周后应该开始主动运动锻炼，进行主动肌肉收缩及膝屈伸活动锻炼，以防肌肉萎缩及最大限度恢复关节屈伸活动。

7.再骨折　文献报道约在 9％～15％，防止再骨折的有效措施是逐渐增加骨折部位的应力，使骨小梁结构能按所受应力方向排列，得到良好塑性。在骨折牢固内固定后，由于应力遮挡或钢板下血运障碍所致的骨质疏松，该部位骨的修复往往须较长时间。临床和实验观察表明，内植物取出通常须在 18 个月以上，取出钢板处骨组织再按所受应力塑型。为防止钢板取出后再骨折应有 2～3 个月的保护，避免激烈运动，以防再骨折。再骨折的治疗：Carr 报道 6％是闭合方法，1％用开放方法治疗，由于它是一种应力骨折，用负重石膏支具或单纯内固定维持对线即可，无须植骨。

（六）儿童股骨干骨折的治疗

儿童股骨干骨折由于愈合迅速，自行塑型能力较强，牵引和外固定治疗常不易引起关节僵硬，因而儿童骨折应行保守治疗。儿童股骨干骨折后的塑型能力，年龄越小，骨折部位越近于干骺端，其畸形方向与关节轴活动一致，塑型能力为最强，而旋转畸形难以塑型，应尽量避免。儿童股骨干骨折的另一个重要特点是，常因骨折的刺激可引起肢体生长过速，其可能的原因是由于骨折后邻近骨骺的血液供应增加之故。至伤后 2 年，骨折愈合，骨痂重新吸收，血管刺激停止，生长即恢复正常。在手术内固定后，尤为髓内钉固定患肢生长也可加速，因此在骨骺发育终止前，应尽可能避免内固定。

Shapiro 观察 74 例 13 岁以下儿童股骨干骨折，从伤后 3 个月骨愈合至骨发育成熟节段做了临床及 X 线测量，作者发现股骨平均过度生长是 0.92cm（0.4～2.7cm），82％的患儿有胫骨过度生长，平均是0.29cm（0.1～0.5cm）。78％患儿过度生长发生在伤后 18 个月，85％的患儿在 3 年 6 个月终止，但仍有 9％过度生长可持续至骨生长期终止，一般在骨折 18 个月后，过度生长较为缓慢。根据以上儿童股骨干骨折的特点，骨折在维持对线情况下，短缩不超过 2cm，无旋转畸形，均可被认为达到功能要求，避免采用手术治疗。手术适应证严格限制在下列范围：①有明显移位和软组织损伤的开放骨折。②合并同侧股骨颈骨折或髋关节脱位。③骨折端间有软组织嵌入。④伴有周身其他疾病,如痉挛性偏瘫或全身性骨疾病。⑤多发性损伤,为便于护理。儿童股骨干骨折的治疗方式,应根据其年龄、骨折部位和类型,采用不同的治疗方式。

1.小夹板固定法　对无移位或移位较少的新生儿产伤骨折,将患肢用小夹板或圆形纸板固定2～3周。对移位较多或成角较大的骨折,可稍行牵引,再行固定。因新生儿骨折愈合快,自行矫正能力强,有些移位、成角均可自行矫正。

2.悬吊皮牵引法　适用于3～4岁以下患儿,将患儿的两下肢用皮肤牵引,两腿同时垂直向上悬吊,其重量以患儿臀部稍稍离床为度。患肢大腿绑夹板固定。为防止骨折向外成角,可使患儿面向健侧躺卧。牵引3～4周后,根据X线片显示骨愈合情况,去掉牵引。儿童股骨横行骨折,常不能完全牵开而呈重叠愈合。开始虽然患肢短缩,但因骨折愈合期,血运活跃,患骨生长加快,约年余下肢可等长。

3.水平皮牵引法　适用于5～8岁的患儿,用胶布贴于患肢内、外两侧,再用螺旋绷带包扎。患肢放于枕上小型托马夹板上,牵引重量为2～3kg。如骨折重叠未能牵开,可行两层螺旋绷带中间夹一层胶布的缠包方法,再加大牵引重量。对股骨上1/3骨折,应屈髋、外展、外旋位,使骨折远端对近端。对下1/3骨折,需尽量屈膝,以使膝后关节囊、腓肠肌松弛,减少骨折远端向后移位的倾向。注意调整牵引针方向、重量及肢体位置,以防成角畸形。4～6周可去牵引,X线片复查骨愈合情况。

4.骨牵引法　适用于8～12岁的病人。因胫骨结节骨骺未闭,为避免损伤,可在胫骨结节下2～3横指处的骨皮质上,穿牵引针,牵引重量为3～4kg,同时用小夹板固定,注意保持双下肢股骨等长,外观无成角畸形即可,患肢位置与皮肤牵引时相同。

第四节　胫骨平台骨折

一、发病机制

胫骨平台骨折多为严重暴力所致,膝关节受强大的内翻或外翻应力合并轴向载荷的联合作用而造成多种形态的骨折。当外翻应力作用时,股骨外髁对下面的胫骨外髁施加了剪切和压缩应力,造成胫骨平台的压缩和劈裂骨折,同样在内翻应力作用时致胫骨内髁骨折。由于暴力强弱不同、骨质情况各异和致伤时间不等,因此致骨折的粉碎和移位程度不同,以外翻应力致伤为多见。在内外翻应力作用时,内、外侧副韧带类似一铰链,致内外侧胫骨平台骨折的同时常常合并软组织损伤,例如外侧平台骨折常合并内侧副韧带或前交叉韧带损伤,而内侧胫骨平台骨折常合并外侧副韧带或后交叉韧带损伤。同样的内外翻应力作用于不同位置的膝关节,由于膝关节处于不同运动方位时胫骨髁与股骨髁的接触区不同,因而将致不同类型的骨折。如膝关节屈曲位受到内外翻应力的作用,常致胫骨内外髁后部的骨折;如膝关节屈曲外旋位受到外翻应力时常造成胫骨外髁前部骨折。高处坠落伤者因合并轴向压应力可造成胫骨双髁压缩或劈裂乃至干骺端骨折。

二、分类

根据骨折部位及移位程度进行区分,有多种分类方法,但不管何种分类,均应符合简单实用的原则。1956 年,Hohl 和 Luck 提出分为无移位、局部压缩、劈裂压缩及劈裂骨折。后来 Hohl 又对此分类进行了修改,分为无移位、局部压缩、劈裂压缩全髁骨折、劈裂及粉碎骨折。

AO/ASIF 对胫骨平台骨折的早期分类,是将其分为楔变和塌陷、"Y"形骨折、"T"形骨折以及粉碎骨折。1990 年 AO 又提出了一种新的胫骨近端骨折的分类,将其分为 A、B、C 3 种,每一种骨折又分 3 个亚型,代表了不同程度的损伤。

现在,比较合理且广泛应用的一种是 Schatzker 分型,它归纳总结了以前的分类方法,将其分为 6 种骨折类型。

Ⅰ型:单纯外侧平台劈裂骨折,无关节面塌陷。常发生在骨质致密,可以抵抗塌陷的年轻人。若骨折有移位,外侧半月板常发生撕裂或边缘游离,并移位至骨折端。

Ⅱ型:外侧平台的劈裂塌陷,是外侧屈曲应力合并轴向所致。常发生在 40 岁左右或更大的年龄组。在这些人群中,软骨下骨质薄弱,使软骨面塌陷和外髁劈裂。

Ⅲ型:单纯的外侧平台塌陷。关节面的任何部分均可发生,但常是中心区域的塌陷。根据塌陷发生的部位、大小及程度,外侧半月板覆盖的范围,可分为稳定型和不稳定型。后外侧塌陷所致的不稳定型比中心塌陷者为重。

Ⅳ型:内侧平台骨折,因内翻和轴向载荷所致,比外侧胫骨平台骨折少见得多。常由中等或高能量创伤所致,常合并交叉韧带、外侧副韧带、腓神经或血管损伤,类似于 Moore 分类的骨折脱位型。因易合并动脉损伤,应仔细检查,必要时做动脉造影术。

Ⅴ型:双髁骨折,伴不同程度的关节面塌陷和移位。常见类型是内髁骨折合并外髁劈裂或劈裂塌陷。在高能量损伤病人，一定要仔细评估血管、神经状况。

Ⅵ型：双髁骨折合并干骺端骨折。常见于高能量损伤或高处坠落伤。X线像检查常呈"爆裂"样骨折以及关节面破坏、粉碎、塌陷和移位，常合并软组织的严重损伤，包括出现筋膜间室综合征和血管、神经损伤。

三、临床表现与诊断

膝部疼痛、肿胀，不能负重。有些病人可准确叙述受伤过程。最为常见的是外翻损伤所致，例如足球运动员损伤或高处坠落伤。但多数病人并不能准确叙述受伤过程。仔细询问病史可了解是属高能量损伤还是低能量损伤，这一点非常重要，因为几乎所有高能量损伤都存在合并损伤，如局部水疱、筋膜间室综合征、韧带损伤、血管和神经损伤等。应特别注意内髁和双髁骨折出现的合并损伤，因为他们在早期的表现并不特别明显。

体检可发现主动活动受限，被动活动时膝部疼痛，胫骨近端和膝部有压痛。应注意检查软组织情况、筋膜间室张力、末梢脉搏和下肢神经功能。若有开放伤口，应查清其与骨折端和膝关节的关系。必要时测定筋膜间室压力。若腘动脉、足背动脉或胫后动脉搏动减弱或触不到，应进一步行动脉造影。同样，亦应注意神经功能，特别是腓总神经，因为它同样可以影响这种复杂骨折的远期疗效。

除了一些轻微的关节损伤之外，膝关节前后位和侧位X线像常可以清楚地显示平台骨折。若怀疑有骨折，但上述X线像未能显示，可以拍摄内旋40°和外旋40°X线像。内旋斜位像可显示外侧平台，而外旋斜位像可显示内髁。必须仔细地判定骨折的塌陷和移位，以便正确地理解损伤特点和选择理想的治疗方法。当无法确定关节面粉碎程度或塌陷的范围或考虑采用手术治疗时，可行CT或MRI检查。在国外已开始用轴向、冠状面和矢状面的三维CT重建来取代线性CT扫描。Kode等比较了胫骨平台骨折用CT和MRI检查的效果，发现在显示骨折图像方面，MRI等同于二维CT重建，在评估软组织损伤方面，MRI明显优于CT检查，结论是对多数胫骨平台骨折应选择MRI检查。

当末梢脉搏搏动有变化或高度怀疑有动脉损伤时，可考虑行血管造影术，特别是对高能量损伤、骨折脱位型损伤、无法解释的筋膜间室综合征以及SchatzkerⅣ、Ⅴ、Ⅵ型骨折更应特别注意。至于非侵入性方法，例如超声波检查，对于确定是否有动脉内膜撕裂并不可靠，一般不能做肯定的诊断。

四、治疗

胫骨平台骨折的治疗目的包括恢复关节的外形轮廓、轴向对线、关节的稳定性及关节功能活动等,希望获得一个稳定的、对线和运动良好以及无痛的膝关节,并且最大限度地减少创伤后骨关节炎发生的危险。

治疗方法的选择,取决于病人的情况、损伤类型和医师的经验。例如对于高龄且有骨质疏松,以前即存在退行性骨关节病或周围血管性疾病的外侧平台骨折,常常趋向于保守治疗;而同样的骨折,若病人年轻,健康状况好,则可采取切开复位内固定。

是否手术一般取决于骨折类型、部位、粉碎和移位程度,以及合并的骨或软组织损伤的情况,术前应仔细分析 X 线片和 CT 或 MRI 图像,以便制定一个正确的手术方案,包括手术切口的选择、内固定方式和部位,是否需要植骨和术后早期的康复计划等。当选择手术治疗时,固定必须足够稳定以允许早期活动。伴有膝关节不稳定、韧带损伤、明显的关节脱位的骨折,以及开放性骨折和合并筋膜间室综合征的骨折均主张手术治疗。手术指征包括:①开放性胫骨平台骨折。②骨折伴筋膜间室综合征。③关节面塌陷或移位超过 5mm;如果为年轻的或者爱活动的病人,移位 2mm 以上也需手术治疗。④轴性对线不良,大于 5°。⑤血管、神经损伤者。

下面以最常用的 Schatzker 分型为例,阐述手术方式的选择。随着 Schatzker Ⅰ、Ⅱ和Ⅲ型胫骨平台骨折的治疗越来越频繁,关节镜辅助复位及固定技术正在开始应用。关节镜手术的软组织剥离较少,提供了极好的关节面显露,并能诊断及治疗并发的半月板损伤。

对于单纯劈裂骨折的 Schatzker Ⅰ型患者,通过关节镜或透视机确认骨折复位,用复位巾钳维持复位,然后采用经皮固定。用 1 枚或 2 枚 6.5mm 松质骨螺钉尽量贴近关节面的下方置入,并且在骨折块的尖部使用抗滑螺钉或接骨板固定。若闭合复位不满意,可行切开复位内固定。

Ⅱ型患者,常伴有偏前或偏中心部位的塌陷,可采用外侧直切口进行手术,在半月板下面暴露关节面,在骨折下方用推顶器将塌陷的骨折块向上顶起,并植骨起支撑作用。一旦复位后用复位巾钳维持复位。用克氏针做临时固定,C 型臂机透视骨折复位良好后,若外髁骨皮质完整的用松质骨螺钉固定即可,但若骨折粉碎,或有骨质疏松,则必须用钢板做支撑固定。因 Schatzker Ⅱ型骨折一般是关节囊内骨折,关节内灌的水不易外渗,可在关节镜监视下复位。关节应被彻底地灌洗,抽出关节内积血,去除游离的骨及软骨碎片。完成诊断评估后,撤出关节镜泵,或使用无水关节镜技术进行复位。如果外侧半月板被嵌入骨折部位,可用钩将其钩出。塌陷的骨折块可通过小的皮质骨窗抬高。通过前交叉韧带在胫骨平台的导向作用,在关节镜下定位此塌陷的骨折块,以便将1枚克氏针插入移位的骨折块内。然后,骨折块可通过带套管的挤压器将其抬起,复位的情况可经关节镜准确地观察到,所形成的骨缺损可用自体骨或羟基磷灰石充填。经皮拧入 6.5mm 松质骨螺丝钉进行固定。骨质疏松患者可能需要支撑钢板固定,故此类病人不太适合行关节镜辅助复位治疗。

Schatzker Ⅲ型骨折系外侧平台的塌陷骨折,无外髁劈裂。若塌陷的区域较小,且关节的隐定性较好,可采取保守治疗。术前 CT 和 MRI 检查以明确塌陷的部位和深度,做到术前心中有数。可以采用传统的手术方法,行外侧入路,在骨皮质上开窗,用嵌入器将塌陷的骨块顶起,打开关节囊,在半月板下面直视下观察关节面的复位情况,确认关节面平整后植骨。若有关节镜设备的,可在关节镜监视下复位,这样可减少创伤。若确认关节面复位满意,可置入平行于关节面的 6.5mm 或7.0mm 空心拉力螺钉,以防关节面再次塌陷。

Schatzker Ⅳ型骨折可以是单纯的楔形劈裂或是粉碎和压缩骨折,常累及胫骨棘。这种骨折倾向于内翻成角,应行切开复位,内侧支撑钢板及松质骨螺丝钉固定。可采用内侧纵形切口,骨膜外显露骨折块进行固定,若骨折块偏向后方,可行后内侧切口,以获解剖复位。胫骨棘与其附着的交叉韧带若撕脱骨折,也应予以复位,拉力螺钉、钢丝或不吸收的进口线固定。

Schatzker Ⅴ型和Ⅵ型骨折常是伸膝位遭受轴向载荷所致,常合并严重的软组织损伤。采用牵引或管型支具等闭合方法来维持关节复位及轴向对线常难以成功。切开复位钢板固定等传统治疗方法需要广泛的组织剥离显露,可进一步损害软组织及骨折块的血液供应,切口裂开或感染和骨不连的并发症发生率较高。对于 Schatzker Ⅴ型或Ⅵ型的高能量胫骨平台骨折,许多学者认为采用间接复位技术进行骨折复位,尽量保护骨折部位的血运,强调有效的固定而非坚强固定,以达到骨折合理的生理固定,即生物接骨术 BO 原则。微创内固定系统(LISS)就遵循了此原则。

五、预后

大多数学者指出,对于移位型骨折而言,影响其长期效果及治疗方法选择的最主要因素是骨折移位和压缩的程度。长期随访研究已经显示:创伤后关节炎是由于残余的关节不稳或轴向对线不良所致,而与关节面塌陷程度关系不大。力学研究表明,若关节面"台阶"超过 3mm,则关节接触压力明显增加;"台阶"小于 1.5mm时,压力未见明显增加。显然,关节可以代偿轻度的对合不佳。影响远期疗效的另一重要因素,是维持正常的股胫关系的能力如何。已有资料表明,残留的平台关节面变宽或股胫关系明显对合不佳,与创伤后骨关节病之间有密切关系。若不能维持膝关节的正常力学关系,极易发生创伤性关节炎。

各种各样的治疗方案先后被提出,但由于目前临床上存在难以获得满意复位、骨折碎片不稳定、有效固定困难、可能发生感染等早期问题,以及骨折再移位、膝关节僵硬、退行性病变等后期问题,所以没有一种治疗方法能够解决上述所有问题。治疗方案的选择往往取决于多种因素,包括患者全身情况、伤肢局部条件、损伤机制、骨折移位程度以及是否伴随其他损伤等。综合考虑整体情况,制订并实施合适的治疗方案,强调早活动、晚负重的功能锻炼原则是取得满意预后的关键。

第五节　跟骨骨折

一、解剖特点

(1)跟骨是足部最大一块跗骨,是由一薄层骨皮质包绕丰富的松质骨组成的不规则长方形结构。

(2)跟骨形态不规则,有 6 个面和 4 个关节面。其上方有 3 个关节面,即前距、中距、后距关节面。三者分别与距骨的前跟、中跟、后跟关节面相关节组成距下关节。中与后距下关节间有一向外侧开口较宽的沟,称跗骨窦。

(3)跟骨前方有一突起为跟骨前结节,分歧韧带起于该结节,止于骰骨和舟骨。跟骨前关节面呈鞍状与骰骨相关节。

(4)跟骨外侧皮下组织薄,骨面宽广平坦。其后下方和前上方各有一斜沟分别为腓骨长、短肌腱通过。

(5)跟骨内侧面皮下软组织厚,骨面呈弧形凹陷。中 1/3 有一扁平突起,为载距突。其骨皮质厚而坚硬。载距突上有三角韧带、跟舟足底韧带(弹簧韧带)等附着。跟骨内侧有血管神经束通过。

(6)跟骨后部宽大,向下移行于跟骨结节,跟腱附着于跟骨结节。其跖侧面有2 个突起,分别为内侧突和外侧突,是跖筋膜和足底小肌肉起点。

(7)跟骨骨小梁按所承受压力和张力方向排列为固定的 2 组,即压力骨小梁和张力骨小梁。2 组骨小梁之间形成一骨质疏松的区域，在侧位 X 线片呈三角形，称为跟骨中央三角。

（8）跟骨骨折后常可在跟骨侧位 X 线片上看到 2 个角改变。跟骨结节关节角（Bohler 角），正常为 $25°\sim40°$，为跟骨后关节面最高点分别向跟骨结节和前结节最高点连线所形成的夹角。跟角交叉角（Gissane 角），为跟骨外侧沟底向前结节最高点连线与后关节面线之夹角，正常为 $120°\sim145°$。

二、损伤机制

跟骨骨折为跗骨骨折中最常见者，约占全部跗骨骨折的 60%。多由高处跌下，足部着地，足跟遭受垂直撞击所致。有时外力不一定很大，仅从椅子上跳到地面，也可能发生跟骨压缩骨折。跟骨骨折中，关节内骨折约占 75%，通常认为其功能恢复较差。所有关节内骨折都由轴向应力致伤，如坠伤、跌伤或交通事故等，可能同时合并有其他因轴向应力所致的损伤，如腰椎、骨盆和胫骨平台骨折等。跟骨的负重点位于下肢力线的外侧，当轴向应力通过距骨作用于跟骨的后关节面时，形成由后关节面向跟骨内侧壁的剪切应力。由此造成的骨折（原发骨折线）几乎总是存在于跟骨结节的近端内侧，通常位于 Gissane 十字夹角附近，并由此处延伸，穿过前外侧壁。该骨折线经过跟骨后关节面的位置最为变化不定，可以位于靠近载距突的内侧 $1/3$，或位于中间 $1/3$，或者位于靠近外侧壁的外侧 $1/3$。如果轴向应力继续作用，则出现以下两种情况：内侧突连同载距突一起被推向远侧至足跟内侧的皮肤；后关节面区形成各种各样的继发骨折线。前力的骨折线常延伸至前突并进入跟骰关节。Essex-Lopresti 将后关节面的继发骨折线分为两类：如果后关节面游离骨块位于后关节面的后方和跟腱止点的前方，这种损伤称为关节压缩型骨折；如果骨折线位于跟腱止点的远侧，这种损伤称为舌形骨折。

三、分类

跟骨骨折根据骨折线是否波及距下关节分为关节内骨折和关节外骨折。

关节外骨折按解剖部位可分为：①跟骨结节骨折；②跟骨前结节骨折；③载距突骨折；④跟骨体骨折。

关节内骨折有多种分类方法。过去多根据 X 线平片分类，如最常见的 Essex-Lopresti 分类法把骨折分为舌形骨折和关节压缩型骨折。其他人根据骨折粉碎和移位情况进一步分类，如 Paley 分类法等。

根据 X 线平片分类的缺点是不能准确地了解关节面损伤情况，对治疗和预后

缺乏指导意义。因此,大量 CT 分类方法应运而生。现将较常见的 Sanders 分类法介绍如下:

其分型基于冠状面 CT 扫描。在冠状面上选择跟骨后距关节面最宽处,从外向内将其分为三部分 A、B、C,分别代表骨折线位置。这样,就可能有四部分骨折块,三部分关节面骨折块和二部分载距突骨折块。

Ⅰ型:所有无移位骨折。

Ⅱ型:二部分骨折,根据骨折位置在 A、B 或 C 又分为ⅡA、ⅡB、ⅡC 骨折。

Ⅲ型:三部分骨折,根据骨折位置在 A、B 或 C 又分为ⅢAB、ⅢBC、ⅢAC 骨折。典型骨折有一中央压缩骨块。

Ⅳ型:骨折含有所有骨折线。

四、临床表现及诊断

跟骨骨折是足部的常见损伤,以青壮年伤者最多,严重损伤后易造成残疾。外伤后后跟疼痛、肿胀,踝后沟变浅,瘀斑,足底扁平、增宽和外翻畸形。后跟部压痛,叩击痛明显。此时即高度怀疑跟骨骨折的存在。

X 线对识别骨折及类型很重要。X 线检查:跟骨骨折的 X 线检查应包括 5 种投照位置。侧位像用来确定跟骨高度的丢失(Bohler 角的角度丢失)和后关节面的旋转。轴位像(或 Harris 像)用来确定跟骨结节的内翻位置和足跟的宽度,也能显示距骨下关节和载距突。足的前后位和斜位像用来判断前突和跟骰关节是否受累。另外,摄一个 Broden 位像用来判断后关节面的匹配,投照时,踝关节保持中立位,将小腿内旋 40°,X 射线管球向头侧倾斜 10°～15°。特殊的斜位片能更清楚地显示距骨下关节。如果医生治疗此类骨折的经验比较丰富,三种 X 线影像可能即已足够,但是,为了对损伤进行全面的评估,通常需要 CT 扫描检查。应该进行 2 个平面上的扫描:半冠状面,扫描方向垂直于跟骨后关节面的正常位置;轴面,扫描方向平行于足底。CT 检查更清晰显示跟骨的骨折线及足跟的宽度,CT 扫描结果现已成为骨折分类的基础和依据。此外,跟骨属海绵质骨,压缩后常无清晰的骨折线,有时不易分辨,常须根据骨的外形改变、结节关节角的测量来分析和评价骨折的严重程度。

五、治疗

各类型跟骨骨折治疗共同的目标如下:①恢复距下关节后关节面的外形;②恢复跟骨的高度(Bohler 角);③恢复跟骨的宽度;④腓骨肌腱走行的腓骨下间隙减

压;⑤恢复跟骨结节的内翻对线;⑥如果跟骰关节也发生骨折,将其复位。制定治疗计划时尚需考虑病人年龄、健康状况、骨折类型、软组织损伤情况及医生的经验。

1.跟骨前结节骨折　跟骨前结节骨折易误诊为踝扭伤,骨折后距下关节活动受限,压痛点位于前距腓韧带 2cm,向下 1cm 处。无移位骨折采用石膏固定 4～6 周。骨折块较大时,行切开内固定;陈旧骨折或骨折不愈合有症状时,可手术切除骨折块。

2.跟骨结节骨折　跟骨结节骨折有 2 种类型:一种是腓肠肌突然猛烈收缩牵拉跟腱附着部,发生跟骨后撕脱骨折;另一种为直接暴力引起的跟骨后上鸟嘴样骨折。治疗骨折无移位或少量移位时,用石膏固定患肢于跖屈位 6 周。若骨折块超过结节的 1/3,且有旋转及严重倾斜,或向上牵拉严重者,可手术复位,螺丝钉固定。术时可行跟腱外侧直切口,以避免手术瘢痕与鞋摩擦。术后用长腿石膏固定于屈膝 30°跖屈位,使跟腱呈松弛状态。

3.载距突骨折　单纯载距突骨折很少见。无移位骨折可用小腿石膏固定 6 周。移位骨折可手法复位足内翻跖屈,用手指直接推挤载距突复位。较大骨折块时也可切开复位。骨折不愈合较少见,不要轻易切除载距突骨块,因为有可能失去弹簧韧带附着而致扁平足。

4.跟骨体骨折　跟骨体骨折因不影响距下关节面一般预后较好。骨折机制类似于关节内骨折,常发生于高处坠落后。骨折后可有移位。如跟骨体增宽,高度减低,跟骨结节内外翻等。此类骨折除常规 X 线片外,还应做 CT 检查,以明确关节面是否受累及骨折移位情况。骨折移位较大时,可手法复位并石膏外固定,或切开复位内固定。

5.关节内骨折　关节内骨折是跟骨中最常见的类型,其治疗意见分歧较大。

(1)保守疗法:适用于无移位或少量移位骨折,或年龄大、功能要求不高或有全身并发症不适于手术治疗的病人。鼓励早期开始患肢功能运动及架拐负重。此法可能遗留足跟加宽、结节关节角减少、足弓消失及足内外翻畸形等。

(2)骨牵引治疗:跟骨结节持续牵引下,按早期活动原则进行治疗,可减少病废。

(3)闭合复位疗法:病人俯卧位,在跟腱止点处插入 1 根斯氏针,针尖沿跟骨纵轴向前并略微偏向外侧,达后关节面下方后撬起。撬拨复位后再用双手在跟骨部做侧方挤压,侧位及轴位透视,位置满意后,将斯氏针穿入跟骨前方。粉碎性骨折时,也可将斯氏针穿过跟骰关节。然后用石膏将斯氏针固定于小腿石膏管形内。6 周后去除石膏和斯氏针。此方法适用于某些舌状骨折。

(4)切开复位术:适用于青年人,可先矫正跟骨结节关节角,及跟骨体的宽度,再手术矫正关节面。做跟骨外侧切口,将塌陷的关节面撬起,至正常位置后,用松质骨填塞空腔保持复位。术后用管型石膏固定 8 周。若固定牢固,不做石膏外固定,疗效更满意。

6.严重粉碎性骨折　严重粉碎性骨折,年轻病人对功能要求较高时,切开难以达到关节面解剖复位,非手术治疗又极有可能遗留跟骨畸形而影响功能,一期融合并同时恢复跟骨外形可以缩短治疗时间,使病人尽快地恢复工作。在切开复位时,亦应有做关节融合术的准备,一旦不能达到较好复位,也可一期融合距下关节。手术时用磨钻磨去关节软骨,大的骨缺损可植骨,用钢板维持跟骨基本外形,用 1 枚 6.5mm 或 7.3mm 直径全长螺纹空心螺钉经导针固定跟骨结节到距骨。

六、并发症及后遗症

1.伤口皮肤坏死、感染　外侧入路 L 形切口时,皮瓣角部边缘有可能发生坏死,应注意:术中延长切口时,小心牵拉软组织并保持为全厚皮瓣至关重要;外侧皮缘下应放置引流以防止形成术后血肿;延迟拆除缝线,甚至达 3 周以上,在此期间不应活动以减轻皮瓣下的剪切力;围手术期常规应用抗生素。一旦出现坏死,应停止活动。如伤口感染,浅部感染,可保留内植物,伤口换药,有时需要皮瓣转移。深部感染,需取出钢板和螺钉。

2.距下关节和跟骰关节创伤性关节炎　由于关节面骨折复位不良或关节软骨的损伤,距下关节和跟骰关节退变产生创伤性关节炎。关节出现疼痛及活动障碍。可使用消炎止痛药物、理疗、支具和封闭等治疗。如症状不缓解,应做距下关节或三关节融合术。

3.足跟痛　可由于外伤时损伤跟下脂肪垫或骨刺形成所致,也可因跟骨结节的骨突出所致。可用足跟垫减轻症状,行手术治疗。

4.神经卡压　神经卡压较少见,胫后神经之跖内或外侧支以及腓肠神经外侧支,可受骨折部位的软组织瘢痕卡压发生症状,或手术损伤形成神经瘤所致。非手术治疗无效时,应手术松解。

5.腓骨长肌腱鞘炎　跟骨骨折增宽时,可使腓骨长肌腱受压,肌腱移位,如骨折未复位,肌腱可持续遭受刺激而发生症状,必要时可手术切除多余骨质,使肌腱恢复原位。也可因术中外侧壁掀开时,损伤腓骨肌腱,有限的骨膜下剥离及仔细牵拉可避免此并发症。

6.复位不良和骨折块再移位　准确恢复跟骨结节到合适外翻对线是基本要求,术中应多角度拍摄 X 线片以避免此并发症。如果负重过早会导致主要骨折块的移位,病人至少应在 8 周内禁止负重以避免该并发症。

第四章 脊柱疾病

第一节 脊柱骨折

一、寰枕脱位

(一)概述

寰枕脱位,是一种少见的致命性脱位,绝大多数为前脱位,常伴有严重神经损伤,病人往往在受伤现场或入院前死亡。及时的现场复苏和快速的急救转运在抢救这类病人的过程中至关重要。

(二)诊断步骤

1.病史采集要点

(1)病因:以交通事故为多见,其次是高处坠落伤及运动员损伤。病人的头部受到猛烈的撞击,常常由于作用于头颅的横向剪切力导致。

(2)主要症状:可以仅表现为枕颈部疼痛和活动受限而没有任何神经损伤的症状体征,也可以表现为四肢瘫痪、意识障碍及自主呼吸丧失。

2.体格检查要点

(1)枕颈交界处压痛和头颈部活动受限。

(2)可出现颈部以下感觉、运动障碍,多为完全性瘫痪,伴有膀胱、直肠功能丧失。

(3)可出现生命中枢如呼吸系统及心血管系统危象。

3.辅助检查要点 前脱位 X 线平片显示枕齿间距超过 6mm(正常成人枕齿间距为 4～5mm),BC(枕骨大孔前缘与寰椎后弓之间的距离)/OA(枕骨大孔后缘与寰椎前弓之间的距离)≥1。垂直脱位枕颈关节垂直移位大于 2mm。

CT 或 MRI 可了解脊髓受压的程度,并可显示有无合并枕骨髁和寰椎骨折。

(三)诊断对策

1.诊断要点 根据患者的病史、临床症状、体征及 X 线,以及 CT 或 MRI 检查,不难诊断。

(1)病史与症状:明确的头部外伤史。枕颈段局部症状如疼痛、活动障碍,可伴有四肢瘫痪、意识障碍及自主呼吸丧失。

(2)体格检查:枕颈交界处压痛和头颈部活动受限。出现高位截瘫或生命中枢危象。

(3)X线和CT、MRI表现:前脱位X线显示枕颈间距超过6mm,BC/OA≥1;垂直脱位枕颈关节垂直移位大于2mm。CT、MRI显示枕颈段脊髓受压。

2.鉴别诊断要点　需排除并发症,如颅脑外伤、枕骨髁骨折和颈椎骨折。

要对病人进行全面检查,要考虑到多种损伤并存的可能。

(四)治疗对策

1.早期处理　针对寰枕关节脱位的治疗是从急救现场开始的,包括保持呼吸道通畅、必要时进行人工呼吸,正确固定颈椎防止继发性损伤。但是针对颅骨牵引存在争论,前脱位可采用轴向牵引,但要注意牵引重量不宜过大,防止加重纵向分离;对于仅有轴向移位的病例,由于存在不稳定,牵引可能加重神经损伤。

2.药物治疗　对存在脊髓损伤者,早期可使用甲基强的松龙冲击疗法,以保护和挽救损伤脊髓。

3.非手术治疗　轻度脱位或不能耐受手术者可在牵引复位后予头颈胸石膏固定或Halo-vest外固定2~3个月。

4.手术治疗　严重脱位病例经早期处理、病情稳定后可行枕颈融合术,对于寰椎后弓直接压迫脊髓者可行寰椎后弓切除减压;受伤后3个月以上仍存在寰枕不稳者也可考虑手术治疗。术后可予头颈胸石膏固定或Halo-vest外固定2~3个月。为了避免外固定带来的并发症,术中也可采用内固定,如Cervifix等。

二、寰椎骨折

(一)概述

寰椎骨折又名Jefferson骨折,由于头部外伤引起,是较少见的上颈椎损伤,但如处理不当,后果严重。

(二)诊断步骤

1.病史采集要点

(1)病因:除高处坠落伤外,运动员高台跳水时头顶直接撞击池底为另一常见病因。与寰枕脱位的损伤机制不同,引起寰椎骨折作用力的方向主要为轴向压缩。

(2)主要症状:与寰枕脱位相似,可以仅表现为枕颈部疼痛和头颈部活动受限,通过枕大神经向枕后放射,也可以表现为高位截瘫、意识障碍等。

2.体格检查要点

(1)枕颈部均有明显压痛,颈后肌紧张。

(2)头颈部活动受限,尤其以旋转受限为甚。

(3)可出现脊髓损伤症状,但完全性脊髓损伤并不多见。

(4)可出现生命中枢危象。

3.辅助检查要点　X线平片和CT检查同样是必须的检查。X线侧位片上可见寰椎前后径增宽;张口位片可见寰齿间距两侧不等、寰椎侧块相对枢椎向侧方移位。当两侧侧块向侧方移位总和大于7mm时表示寰椎横韧带断裂,属高度不稳定性骨折。CT检查可清楚地显示骨折线和骨折块的移位情况,有确诊价值。

MRI检查可了解脊髓是否受压。

（三）诊断对策

1.诊断要点

(1)病史与症状:一般均有明确的外伤史。除脊髓受损症状以外,以枕颈后方疼痛和颈部活动受限为主。

(2)体格检查:枕颈部后方压痛和颈椎活动受限,尤其以旋转受限为甚。出现高位完全性或不完全性脊髓损伤、自主呼吸丧失或生命中枢危象。

(3)X线和CT、MRI表现:X线侧位片上可见寰椎前后径增宽;张口位片可见寰齿间距两侧不等、寰椎侧块向侧方移位。可根据CT影像确诊,从MRI可理解脊髓受压情况。

2.临床类型

(1)单纯型:不伴有颅脑损伤及脊髓损伤者。

(2)复杂型:伴有颅脑损伤或脊髓损伤者。

3.鉴别诊断要点　多数病例诊断不难,有时需与枕颈脱位、枢椎骨折等相鉴别。

主要根据受伤机制和影像学检查鉴别。

（四）治疗对策

按照临床类型的不同,给予相应的治疗方案。

1.单纯型　采用颌枕带牵引,重量不宜过大,一般1～2kg左右,牵引1～2周后改头颈胸石膏或Halo-vest外固定满3个月。

2.复杂型　伴有颅脑外伤时,在颈部制动(硬颈围、Halo-vesr)的同时积极处理危及生命的颅脑外伤。

伴有脊髓损伤时，先采用颅骨牵引，定时复查 X 线片了解骨折的复位情况，同时需观察神经功能的恢复情况。对骨折复位良好、神经功能恢复满意的病人，牵引 3 周左右以后仍可采取石膏或 Halo-vest 外固定至 3 个月以上。而对于骨折复位不佳、神经功能得不到满意恢复的病人，可考虑手术切除寰椎后弓减压、枕颈融合，并酌情行术中内固定或术后外固定。

三、寰枢椎脱位（半脱位）

（一）概述

寰枢椎脱位是上颈椎常见疾病。寰枢椎旋转半脱位大多发生于儿童。寰枢椎脱位或半脱位如果得不到及时治疗，往往会导致脱位进行性加重，压迫脊髓，或形成难复性脱位，给治疗带来很大困难。从病因上可将寰枢椎脱位（半脱位）分成外伤性脱位和自发性脱位。

（二）诊断步骤

1.病史采集要点

（1）年龄：外伤性脱位可发生于任何年龄段，而自发性脱位大多数发生于儿童和少年。

（2）病因：外伤性脱位病人有明确的外伤史，外伤主要作用于头部，可为屈曲、伸展或垂直压缩暴力。而自发性脱位最常见的病因是少儿咽喉部感染，如急性扁桃体炎；成人自发性脱位多继发于类风湿关节炎。齿状突发育不全也是容易引起寰枢椎脱位的先天性病理基础。

（3）主要症状：脱位程度不同，临床症状差别很大。主要可能出现的症状如下。

①特发性斜颈：双侧寰枢关节脱位时，头颈部向前倾斜；单侧关节脱位时，颈部向患侧倾斜而头面部转向健侧。典型的寰枢椎旋转半脱位的特征性斜颈是颈部向一侧倾斜并呈轻度屈曲，为"雄性知更鸟"姿势。

②颈部僵硬：患者头颈部位置固定。

③疼痛：枕颈部有疼痛，外伤性明显，自发性较轻。

④神经功能障碍：可出现不全瘫或全瘫，严重者丧失自主呼吸，甚至出现生命中枢危象。

⑤其他：如张口困难、吞咽困难、发音异常等。

2.体格检查要点

（1）外观有不同程度的斜颈。长期斜颈的病人可有头面部发育不对称。

（2）头颈部活动受限，以旋转受限最明显，多数患者拒绝头颈部作任何方位的活动。

(3)枕颈部压痛。

(4)可出现肢体感觉、运动障碍等脊髓受压表现。

3.辅助检查要点 X线侧位片上,寰齿间距成人>3mm,儿童≥5mm,可诊断寰枢椎脱位;寰枢椎旋转半脱位病人,张口位片上寰齿间距两侧不等、两侧寰枢关节间隙不等、一侧寰椎侧块向外侧移位。CT平扫或三维重建可清楚显示寰椎位移和旋转的程度,有确诊价值。MRI检查可明确脊髓受压的程度。

(三)诊断对策

1.诊断要点

(1)病史:多有头颈部外伤史,儿童患者常常有咽喉部感染病史,类风湿关节炎也是此病的发病基础。

(2)临床表现:特发性斜颈、枕颈部局部疼痛及压痛、颈部活动障碍,应常规检查有无神经症状。

(3)影像学检查:颈椎侧位片上寰齿间距成人>3mm、儿童≥5mm或张口位片上寰齿间距两侧不等、两侧寰枢关节间隙不等。常规CT检查可理解脱位的形式和程度。MRI检查可理解脊髓受压程度。

2.临床类型

(1)外伤性:作用于头颈部的各种外力(以屈曲型损伤多见)造成寰椎横韧带的断裂,从而导致寰枢椎脱位。

(2)自发性:少儿咽喉部感染造成横韧带松弛、关节囊水肿松动,导致寰枢椎自发性旋转半脱位。类风湿关节炎、颈椎结核或肿瘤侵犯寰枢关节,也可导致脱位的发生。先天性齿突畸形使得寰枢椎容易在非暴力情况下发生脱位。

3.鉴别诊断要点 需与之相鉴别的疾病如下。

(1)先天性斜颈:因寰枢椎脱位病人在就诊时往往存在斜颈,因此要和先天性肌性斜颈鉴别,特别是斜颈时间较长的陈旧性脱位病人。先天性斜颈在新生儿期就开始出现症状,患儿往往有产伤或难产史,体查发现胸锁乳突肌有纤维挛缩带。

(2)寰枕脱位:外伤性寰枢椎脱位需与寰枕脱位相鉴别。寰枕脱位一般无明显斜颈。前脱位X线平片显示枕齿间距超过6mm,BC/OA≥1;垂直脱位枕颈关节垂直移位大于2mm。

(3)寰椎骨折:寰椎骨折也无明显斜颈。X线侧位片上可见寰椎前后径增宽;张口位片可见寰齿间距两侧不等、寰椎侧块相对枢椎向侧方移位。CT检查可清楚鉴别。

（四）治疗对策

治疗方法的选择应依据病变情况而定。急性期均宜采用牵引复位。对于寰枢椎旋转半脱位,枕颌带牵引一般能达到复位目的。枕颌带牵引失败和严重脱位者可行颅骨牵引,经牵引复位而又稳定者可施行寰枢椎固定融合术。

1.非手术疗法　寰枢椎旋转半脱位病人行 Glisson 带牵引复位 2～3 周,牵引重量 2～3kg。Glisson 带牵引难以复位的脱位可行颅骨牵引,牵引重量从轻到重,成人可达 8～10kg。轻度脱位因横韧带尚完整(成人寰齿间距＜5mm),在牵引复位后,可予颈围或 Halo-vest 外固定 4～8 周。

2.手术治疗　手术适应证包括:①牵引达不到复位目的的难复性寰枢椎脱位;②严重脱位复位后难以维持其稳定性者;③伴有齿突骨折移位者。

常用的术式有:Brooks 后路寰枢椎融合术、Gallie 后路寰枢椎融合术、椎板夹后路寰枢椎固定术(Appofix、Halifix 等)、后路 Margel 钉固定术、后路枕颈固定术(枕颈 CD、Cervifix 等),以及经口咽前路松解或植骨、内固定术。

四、枢椎椎弓骨折

（一）概述

枢椎椎弓骨折又被称为绞刑者骨折,是指发生于枢椎上下关节突移行部(峡部)的骨折。近年来随着交通事故的增多,此类损伤的发病率有所上升。

（二）诊断步骤

1.病史采集要点

(1)病因:多见于交通事故,也可见于高台跳水等高处坠落伤。致伤机制多为头颈部的过度仰伸。

(2)主要症状

①颈部疼痛及僵硬,有时有吞咽困难。

②大多数病人无脊髓受压的表现,少数出现全瘫或不全瘫。

2.体格检查要点

(1)枕颈部压痛及颈椎活动受限。

(2)可出现肢体感觉、肌力异常等神经症状,甚至影响呼吸功能。

3.辅助检查要点　根据 X 线侧位片可以将其分为 4 种类型(Levine-Edwards 分型):

Ⅰ型,骨折分离小于 3mm,颈 2、颈 3 之间无明显成角,颈 2 无脱位。

Ⅱ型,骨折分离大于 3mm,颈 2、颈 3 之间无明显成角,颈 2 轻度脱位。

Ⅱa型,骨折分离小于3mm,颈2、颈3之间成角>11°,颈2无明显脱位。

Ⅲ型,双侧关节突骨折或交锁,导致颈2明显脱位。

CT有助于了解骨折线的位置和骨折分离情况。MRI有助于了解脊髓有无受压。

(三)诊断对策

1.诊断要点　主要根据患者的病史、临床症状、体征及X线侧位片。

(1)病史:车祸或高处坠落致下颌受到撞击、颈部过度仰伸或头部受暴力致颈部过度屈曲。

(2)症状和体征:以颈部局部疼痛、压痛和活动受限为主,少数病人有脊髓损伤症状和体征。

(3)影像学表现:X线侧位片可见骨折线位于枢椎上下关节突移行部、骨折分离和颈2、颈3之间成角。CT和MRI可进一步了解损伤的情况。

2.临床类型

(1)稳定型:包括Ⅰ型骨折和轻度Ⅱ型骨折,无明显韧带和椎间盘损伤,颈2、颈3节段无明显失稳。

(2)不稳定型:包括中、重度Ⅱ型和Ⅱa型、Ⅲ型骨折,颈2、颈3节段明显失稳。

3.鉴别诊断要点

(1)寰椎骨折:多见于高台跳水等高处坠落伤,但作用力的方向主要为轴向压缩。X线侧位片上可见寰椎前后径增宽,而骨折线不位于枢椎峡部。

(2)齿状突骨折:多见于车祸和坠落伤,多为头颈部屈曲暴力所致。X线侧位片见不到枢椎峡部的骨折分离,而见到齿状突骨皮质不连续。

(四)治疗对策

治疗原则为先行颅骨牵引复位,后行外固定或内固定治疗。

1.颅骨牵引　对于存在明显移位和成角的Ⅱ型、Ⅱa型和Ⅲ型骨折,早期均可行颅骨牵引复位。牵引重量从小逐渐加大。对于前屈成角的骨折可略加仰伸牵引。要注意的是牵引可能会加重某些类型骨折的颈2、颈3间的成角畸形和分离,故应每日或隔日行床边X线照片监视复位情况。

2.保守治疗　适用于稳定性的骨折。无移位者无需牵引,有移位者行牵引复位后Halo-vest或头颈胸石膏固定至3个月。

3.手术治疗　适用于不稳定性的骨折。颅骨牵引复位后,可采取前路或后路内固定。前路可行颈2、颈3前路钢板内固定植骨融合等方法;后路可采取椎弓根螺钉直接通过骨折线固定。

五、齿状突骨折

(一)概述

齿状突骨折是常见的上颈椎损伤,移位不明显的齿状突骨折容易漏诊。大部分齿状突骨折可行保守治疗,约 1/3 病例需要手术治疗。

(二)诊断步骤

1.病史采集要点

(1)年龄和病因:年轻人多见的病因为车祸、高处坠落等;老年人多因自较低高度摔下致伤。致伤机制多为头颈部屈曲暴力。

(2)主要症状:与多数上颈椎损伤相似,主要症状为颈部疼痛和僵硬。部分病人(特别是伴有寰枢椎脱位的病例)出现神经损伤症状和瘫痪。

2.体格检查要点

(1)颈项部压痛伴颈椎活动受限。

(2)可出现肢体感觉、肌力异常等神经症状,呼吸功能障碍。

3.辅助检查要点　X 线张口位和侧位片检查可见齿突骨折线。根据 X 线张口位片所见骨折线的位置可将此骨折分成 3 型(Anderson 分型)。

Ⅰ型:齿突尖部骨折。

Ⅱ型:齿突腰部骨折。

Ⅲ型:齿突基底部骨折。

CT 薄层扫描对骨折显示的灵敏度远远高于 X 线片,是在 X 线片显示不清时的有助诊断的检查。CT 矢状面三维重建对诊断和治疗有重要意义。MRI 主要显示脊髓和椎管内的情况。

(三)诊断对策

1.诊断要点　主要根据患者的病史、临床症状、体征及影像学检查所见作出诊断。

(1)病史:多有明确的外伤史。头颈部的屈曲暴力是致病的主要因素。

(2)症状和体征:以颈部疼痛、僵硬、压痛和活动受限为主,部分病人出现脊髓损伤症状和体征。

(3)影像学表现:X 线侧位片和张口位片可见位于齿突的骨折线,并可根据骨折线所在位置的不同分类。CT 是清晰的诊断方法,MRI 可进一步了解脊髓受压的情况。

2.临床类型　临床分型与影像学分型相同。从临床角度分析,Ⅰ型和Ⅲ型骨折容易愈合,属于稳定性骨折;Ⅱ型骨折血供差、愈合率低,属于不稳定性骨折。

3.鉴别诊断要点

(1)枢椎椎弓骨折:致伤机制多为头颈部的过度仰伸。X线侧位片上骨折线位于枢椎上下关节突移行部,可有颈2、颈3之间成角。

(2)先天性齿状突发育不全:可在外伤后检查时发现,两者X线表现差别很大。但陈旧性齿状突骨折与先天性齿状突发育不全的鉴别需根据CT扫描或MRI检查。

(四)治疗对策

1.保守治疗　如果不伴寰枢椎脱位等并发损伤,无移位的Ⅰ型和Ⅲ型骨折直接采用Halo-vest或头颈胸石膏固定3个月;移位的Ⅰ型和Ⅲ型骨折行颅骨牵引复位后再行外固定治疗。

2.手术治疗　主要适用于Ⅱ型骨折和延迟愈合的Ⅲ型骨折。新鲜Ⅱ型骨折,颅骨牵引复位后,可采取前路齿突螺钉内固定术。而寰枕融合术适用于陈旧性和延迟愈合骨折的病例,前路或后路手术均可。

六、颈椎骨折脱位

(一)概述

颈椎损伤指因直接或间接暴力所致的颈椎骨、关节及相关韧带的损伤,并常伴有脊髓和脊神经根损伤。

(二)诊断步骤

1.病史采集要点

(1)年龄。

(2)受伤原因、体位,外力的方向、大小。

(3)伤后是否有意识障碍。

(4)伤后神经功能情况,包括麻木、肢体活动情况、大小便情况,伤后神经功能变化情况如加重、好转或无改变。

(5)颈部疼痛与否、呼吸是否费力等。

(6)伤后如何急救、运输、处理。

2.体格检查要点

(1)颈部检查:压痛、青紫、畸形。

(2)神经功能检查:包括感觉、运动(肌力、肌张力)、括约肌与反射4项。参考"脊髓损伤"。

3.辅助检查要点

(1)正侧位 X 线片:是最基本的检查,主要观察椎体压缩、爆裂、脱位程度,压缩椎体后上角突入椎管的程度,关节突移位,棘突间距,椎体的侧方移位。

(2)CT:主要观察椎体爆裂情况,椎管有无骨折块突入椎管及程度,有无椎板骨折及是否下陷入椎管内,关节突骨折及移位。CT 能发现隐匿骨折,对单侧的小关节交锁能清楚显示。

(3)MRI:显示软组织较好,可明确是否有椎间盘和韧带损伤,能清楚显示脊髓、脑脊液的改变。对颈椎损伤脊髓是否存在压迫的诊断最有价值。

(4)诱发电位检查:体感诱发电位可检查脊髓中感觉通道的传导功能,临床应用较方便,对脊髓损伤的诊断有参考价值。电刺激器运动诱发电位在清醒时无法进行,可用磁刺激器。运动诱发电位可直接反映脊髓运动功能。

(三)诊断对策

1.诊断要点　根据受伤病史、临床症状体征与影像学检查诊断。

2.临床分类　根据骨折脱位的形态与部位可分为:①颈椎半脱位;②单纯椎体压缩性骨折;③单纯小关节突脱位或交锁;④双侧小关节脱位或交锁;⑤椎体爆裂骨折;⑥椎体前下缘撕脱骨折;⑦椎体矢状骨折;⑧椎体水平骨折;⑨椎弓骨折;⑩椎板骨折;⑪关节突骨折;⑫棘突骨折;⑬钩状突骨折。

根据损伤机制分类,颈椎损伤分为 6 种类型:屈曲压缩型、垂直压缩型、牵张屈曲型、伸展压缩型、牵张伸展型、侧方屈曲型。

根据生物力学分类分为:①屈曲压缩性骨折,为前柱承受压力,中后柱承受张力,致前柱压缩,暴力强烈者前柱压缩 1/2 时,中柱可受损,而后柱分离;②爆裂性骨折,为前中柱受损,为垂直和屈曲外力协同作用致椎体爆裂,椎体后部裂开并与椎间盘一并进入椎管,常致严重的脊髓损伤;③骨折脱位,为三柱同时受损,由垂直压缩、旋转、剪切及牵张外力同时作用或多种暴力协同作用造成。

颈椎损伤根据骨与韧带损伤状况不同分为稳定型和不稳定型。对于严重的骨折或骨折脱位判断较为容易,但对于不严重的损伤判断常有困难。主要根据以下标准判断损伤的不稳定性:①颈椎侧位 X 线片上,损伤节段相邻两椎体间移位距离超过 3.5mm;②相邻两椎体间成角大于 11°。

(四)治疗对策

1.现场急救　颈椎损伤可合并脊髓损伤,严重者出现呼吸功能障碍而危及生命。凡怀疑颈椎损伤者,未明确排除之前均应按有损伤处理。

(1)迅速将伤员撤离事故现场。

（2）颈椎制动,可采用临时固定器材或颈托。

（3）保持呼吸道通畅。

（4）搬运要求保持脊柱轴线稳定,抬平放,避免颈椎扭曲、转动与屈伸。

（5）输送途中尽可能避免颠簸,并注意观察生命体征,保持呼吸道通畅。

2.非手术治疗

（1）首先处理危及生命的合并伤,再做颈椎体检,初步确定损伤部位和损伤的严重程度以及是否合并脊髓损伤。

（2）采取制动措施,如支具或牵引。

（3）保持呼吸道通畅,必要时吸氧。

（4）如合并脊髓损伤,治疗参考"脊髓损伤"。

（5）针对颈椎损伤的非手术治疗:对稳定型骨折采取卧床休息、颌枕带牵引、头颈支具、石膏固定及功能锻炼等方法治疗。

不稳定型骨折脱位,采用颅骨牵引固定或复位固定,再决定治疗方式。

下颈椎骨折或骨折脱位则需根据损伤类型选择不同的牵引复位方式。牵引复位重量根据年龄、体型和体重酌情考虑。通常以每椎节 1.5~2.0kg 为宜,复位牵引开始时重量为 5~6kg,每 15min 床旁摄片一次。如果骨折脱位未牵开则逐渐加大重量,最大不超过 20kg。牵引过程中密切观察伤员全身情况及神经系统改变,一旦出现呼吸困难或神经症状、体征加重则应终止牵引复位。一经复位,牵引重量逐渐减至 4~5kg。对小关节脱位复位,首先使颈椎略为屈曲位,约 20°,以椎体前部作为支点,有利于交锁的关节突分开,摄片证实小关节牵开,可矫正牵引方向,稍加牵引使之复位。牵引下手法复位操作危险性大,须慎用。

颈椎骨折复位后为避免再脱位一般维持牵引 3~4 周,待软组织和骨性结构初步愈合后再行头颈胸石膏固定。如果合并脊髓损伤则应持续牵引制动至骨性愈合,不宜行石膏固定。

3.手术治疗

（1）手术目的:恢复颈椎的解剖结构,解除脊髓和神经根压迫,维持颈椎稳定功能。手术治疗包括开放复位、减压、植骨融合及内固定术。

（2）后路手术的适应证:单侧或双侧小关节脱位或骨折脱位,急性期未行复位或复位失败,以及关节突分离性骨折颈椎严重不稳者;椎板骨折压迫脊髓者。由于椎弓根钉的应用,后路手术适应证更为广泛,如小关节脱位合并椎间盘脱出,椎体压缩骨折合并韧带复合体损伤,椎体压缩骨折合并小关节脱位可单纯后路椎弓根钉复位固定治疗。

后路内固定方法：棘突间钢丝内固定术、侧块钢板螺丝钉固定及椎弓根钉固定。

（3）颈前路手术适应证：①主要累及椎体和椎间盘的损伤。包括压缩骨折、粉碎性骨折、泪滴状骨折，前纵韧带、前侧纤维环和椎间盘完全破裂；②后侧韧带断裂伴有椎间盘突出、椎体后缘骨赘或骨折者；③无骨折和不稳的颈椎损伤，发现有椎间盘突出伴有神经损伤者；④三柱损伤，颈椎严重不稳者与后路手术结合。

前路手术的方法为减压、恢复椎间高度、恢复生理前凸、植骨与锁定钛板固定。

（4）并发症

1）前路手术

①术中损伤：喉上和喉返神经损伤；食管及气管损伤；血管损伤，椎动脉损伤；霍纳综合征；胸膜损伤；胸导管损伤；脊髓与神经损伤；硬脊膜撕裂等。

②术后并发症：喉头水肿痉挛；颈部伤口感染；颈部血肿；吞咽困难；供骨区痛；内植入物松动、脱出、断裂及引起的副损伤；假关节形成等。

2）后路手术

①脊髓损伤：由于螺钉的入点和方向均远离椎管，螺钉造成脊髓损伤的可能性很小。

②椎动脉损伤：钻孔方向越向内侧，椎动脉损伤的可能性越大。螺钉外倾可降低椎动脉损伤的危险性。

③神经根损伤：标本研究中 Roy-Camille 技术的神经根损伤率为 0.8%，Magerl 技术为 7.3%。

④关节面及关节突损伤。

⑤与内固定物有关的并发症，如螺钉错位或螺钉过长、断钉、松动、脱出、复位丢失。

⑥其他并发症，如感染、假关节、相邻节段退变。

（5）术后处理：术后抗感染、脱水及激素药物的应用。术后 24～48h 拔除引流，2～3d 后戴颈托坐起或下地活动。术后 3 个月内颈托固定颈部。3 个月后复查时，去颈托练习颈椎活动和颈椎肌肉力量。

七、颈椎过伸性损伤

（一）概述

颈椎过伸性损伤是"挥鞭样损伤"的一种特殊类型。多数由于交通事故或摔倒时颈部突然过度后伸，而造成脊髓中央型损伤。此类损伤通常发生在椎管狭窄患者的下位颈椎,且无明显的骨折脱位迹象。

(二)诊断步骤

1.病史采集要点　应详细询问病史和症状,把握受伤机制和损伤的大致部位。

2.体格检查要点

(1)一般情况:一般状况良好。

(2)局部检查:主要包括颈部压痛部位、四肢感觉、肌力和反射的检查,明确脊髓的损伤平面。

(3)特殊检查:围绕 Frankel 分型,美国脊髓损伤协会(ASIA)的脊髓损伤评分或日本整形外科协会(JOA)颈髓症评分进行特殊检查。

(4)全身情况:颅神经系统检查以排除颅脑外伤,生命体征和四肢躯干的骨折鉴别检查。

3.辅助检查要点

(1)实验室检查:按手术准备进行常规检查,一般无特别检查。

(2)影像学检查:全颈椎正侧位 X 线平片调查椎前软组织影是否增宽、颈椎序列、退变程度、是否有椎间盘突出、后纵韧带骨化和发育性椎管狭窄。颈椎 MR 判定颈椎损伤部位及其病理特征,脊髓损伤特点,髓内信号的范围。颈椎 CT 观察颈椎椎管的矢状径,通常小于 12cm。

(3)电生理检查:通过体感诱发电位判明损伤部位和神经损害部位与程度,并且作为治疗效果的判定指标之一。

(三)诊断对策

1.诊断要点及依据　颈椎过伸性损伤的病史,颈部痉挛,下位颈椎有触痛,四肢感觉运动障碍,尤其是上肢症状及体征重于下肢。颈椎全长侧位片见下位颈椎椎前软组织影增宽,椎间盘不同程度退变、椎体后缘骨化影或发育性椎管狭窄(一般 Torg 比小于 0.75,有效矢状径小于 12cm)。颈椎 MR 出现颈髓中央高信号。颈椎 CT 显示颈椎椎管的矢状径小于 12cm。

2.临床类型　临床大致分为两型。Ⅰ型:无脊髓损伤,只有颈部疼痛或上肢麻木。Ⅱ型:伴有脊髓损伤。

评分系统:一般为 Frankel 分型,美国脊髓损伤协会(ASIA)的脊髓损伤评分或日本整形外科协会(JOA)的颈髓症评分。

(四)治疗对策

1.治疗原则　颈部制动固定;若出现脊髓损伤,给予脊髓脱水和营养神经药物治疗,手术治疗解除脊髓的受压状态,促进神经的早日恢复。

2.治疗方案

(1)非手术治疗：无神经损伤或只有感觉障碍的轻度神经损伤者可采用保守治疗，其中包括颅骨牵引、颈围固定或 Halo-vest 固定；有神经损伤者，应给予营养神经药物。一般硬颈围固定6周，之后改用软颈围固定6周。在有些病例虽然存在肌力下降和感觉减退等神经损害症状，若早期保守治疗神经功能恢复较快者，亦应先考虑保守治疗。

(2)手术治疗

1)手术指征：若颈椎存在椎管狭窄（主要有发育性椎管狭窄、椎间盘突出，或后纵韧带骨化）且通过 MR 证实狭窄节段脊髓中央出现 T_1 加权低、T_2 加权高信号，损伤后神经症状较重，48h 后肌力仍小于3级者应手术治疗。虽然肌力大于3级，若严密地保守治疗2周后未见明显恢复者，也应采取手术治疗。

2)手术时机：若颈椎管严重狭窄，髓内高信号区域超过一个椎体范围，且神经症状严重者应及早手术治疗。

3)手术方式

①后路椎管扩大成形术：全麻下，采用俯卧位，用 Mayfield 头架固定头部，切口为从枕骨粗隆至 T_1 棘突棘正中，切开皮肤皮下，沿项韧带切开至棘突，进一步显露 $C_3 \sim C_7$ 的棘突和椎板，注意勿损伤小关节的关节囊，以防术后出现局部失稳症状。

双开门椎管扩大成形术（黑川式）：纵切 $C_3 \sim C_7$ 棘突后，在 $C_3 \sim C_7$ 的两侧椎板根部开槽至内侧皮质，将纵切的棘突向两侧分开，使颈椎管开大。并取髂骨块植入分开的棘突之间，以达到保持开大位置和融合的目的。术中的关键如下。

a.正确选择椎板开槽的位置：偏内常导致开门不充分；偏外可造成开槽过深。难以开门，且破坏下关节囊。

b.开槽前先从 C_2 棘突切离颈半肌，开大后将之缝合回原位。

c.椎板开槽不宜过深，易导致门轴断裂。

近年，为防止开大后的 C_3 棘突与颈半肌、C_2 棘突间摩擦碰撞而产生的轴向痛，将 C_3 椎板切除，并收到良好的效果。因取髂骨植骨手术时间较长，对于骨质疏松者，髂骨力学强度低，易导致骨块压缩而关门。目前，自体髂骨块的替代材料 HA 人工骨块广泛用于此术式。

双开门椎管扩大术（岩崎式）：将 $C_3 \sim C_7$ 棘突切除并且椎板用磨砖打薄，纵切棘突根部，在 $C_3 \sim C_7$ 的两侧椎板根部开槽至内侧皮质，将打薄的椎板掰向两侧，并缝合在椎旁。此术式简便，日后颈椎后凸改变率和程度以及活动度的丢失近似于黑川式。

单开门椎管扩大成形术(平林式):切除棘突,切开症状重的一侧椎板根部,对侧椎板根部开槽至内侧皮质(门轴)。将椎板单侧开门,扩大椎管,并将开大的椎板缝至对侧肌肉固定。此术式易导致椎板的再关门和对侧症状的残留。

全椎板切除:此手术操作相对简单,由于术后易导致后凸改变,故现在很少单独使用,往往与后路内固定合用。

②前路减压植骨融合术:椎间盘切除植骨融合术;若三个节段以下的颈椎间盘突出可考虑此术式。即经前路切除突出的椎间盘,若椎间盘突破后纵韧带,应同时切除后纵韧带,以达到脊髓减压效果。取髂骨块植入椎体间融合。近年,此融合术式多合用钢板内固定。亦可在减压的椎间植入填充了松质骨的碳纤维 cage,以达到重建初期的稳定和植骨融合的目的。

椎体次全切除植骨融合术:此术式适用于多节段椎体增生显著或连续型后纵韧带骨化者。即切除椎体的中部,宽度同脊髓宽度。认真分离后纵韧带后方的椎管内静脉丛后,切除后纵韧带,以达到脊髓充分减压的目的。若后纵韧带骨化严重且与硬膜粘连时,不能强行分离硬膜,以防硬膜破裂。这时可切离骨化的后纵韧带的两侧,使骨化的后纵韧带随着硬膜的波动而飘浮。取髂骨或 Hamscage 植入椎体间,并用钢板固定。

③前后路联合手术:若发育性颈椎狭窄合并椎间盘突出超过 5mm 者,或广泛后纵韧带骨化,骨化厚度超过 5mm 者适合于联合手术。手术应先采用后路椎管扩大成形,使脊髓后移,减缓脊髓前方的压力;择期或同期行前路减压。

(五)术前准备

1.入院后检查项目　神经功能情况,损伤的节段及其病理特点。

2.术前专科准备事项　根据症状体征和影像学等综合指标,选择融合的入路。

(六)术后观察及处理

1.术后一般处理　术后当天采用卧位,次日起半坐位,术后 3 日后下地行走。可根据引流量,3 日内拔除引流管。四肢的功能活动从次日起开始。

2.术后专科处理　颈围固定 1 个月。术后 3 日给予激素和白蛋白对抗脊髓水肿和预防因全麻插管引起的喉头水肿。常规给予预防感染和神经营养药物。伤口引流管拔除后,行高压氧治疗。

3.术后并发症的观察与处理

(1)喉头水肿:应立即静推激素,无缓解者,立即行气管切开。

(2)硬膜外血肿压迫脊髓:立即检查引流管是否通畅,若无改善者立即急诊手术,清除血肿,彻底止血,重新设置引流。

(3)C_5神经麻痹:发生率较低,主要出现于后路椎管扩大成形术后。可给予营养神经和镇痛等对症治疗,可逐渐缓解。

(七)疗效评价

根据 Frankel 分型,美国脊髓损伤协会(ASIA)的脊髓损伤评分或日本整形外科协会(JOA)的颈髓症评分进行定期评价。

(八)出院随访

1.注意事项　术后戴颈围 1 个月,并行四肢功能锻炼。

2.复查项目及时间周期

复查项目:症状体征的改善程度和局部影像学变化。

短期随访:术后 1 年内应 2 个月 1 次。

中期随访:术后 1 年至 3 年,应半年 1 次。

远期随访:术后 3 年以上,应每年 1 次。

3.随访规范化　神经功能评价和脊柱局部情况评价。

八、胸腰椎骨折

(一)概述

胸腰椎移行部($T_{11} \sim L_2$)是胸椎和腰椎损伤中的最常见部位,约占胸、腰椎损伤的 90%。从生物力学角度,该部位是相对稳定的胸椎和活动度较大的腰椎的交接部;又是后凸的胸椎和前凸的腰椎的移行部,生理曲度变直;T_{11} 和 T_{12} 肋骨为浮肋,且肋骨头抵止于椎体(而不是椎体间),因此,成为脊柱应力的集中部位。胸腰椎损伤可引起椎骨骨折和韧带的损伤。由于外力大小以及损伤机制的不同,损伤程度可由单纯的椎体轻微压缩性骨折至 360°骨韧带损伤不等。若伴有神经损伤,多为高处坠落以及交通肇事等高能外伤所致。

(二)诊断步骤

1.病史采集要点　成年人胸腰椎损伤多由高处坠落、交通肇事和重物砸伤所致。

2.体格检查要点

(1)一般情况:若无颈部及其他部位骨折,除伤部疼痛外,一般状况良好。

(2)局部检查:伤部活动受限,骨折椎体的棘突常有压痛和叩痛;在椎体压缩骨折明显时,局部可出现角状后凸改变。若棘间韧带断裂或骨折脱位时,可出现棘突间距增大,局部肿胀。

（3）特殊检查：需检查双下肢肌力、感觉、反射以及膀胱功能，判断是否存在神经损伤。

（4）全身情况：应采取排除其他部位骨折的检查，并判定是否合并脏器损伤。

3.辅助检查要点

（1）实验室检查：一般无需特别检查。若需手术治疗，应围绕是否能耐受手术进行检查。

（2）影像学检查：根据全身、局部和神经检查结果，需拍胸腰椎 X 线正侧位片。根据 X 线平片判断损伤平面和损伤类型，进而做 CT 和 MR 来判断损伤节段的病理特征。

（三）诊断对策

1.诊断要点及依据　根据病史、局部检查、神经定位检查和影像学检查可以得出正确诊断。

2.临床类型

（1）按受伤机制分型

1）屈曲压缩。

2）屈曲分离。

3）垂直压缩。

4）旋转及侧屈。

5）伸展损伤。

（2）按骨折形态分型

1）Denis 分型（三柱理论）

A.椎体楔形压缩骨折。

B.椎体爆裂骨折。

C.屈曲牵张性损伤（机会骨折、安全带型损伤）。

D.骨折脱位。

2）AO 分型

A 型：压缩性损伤。

B 型：牵张性损伤。

C 型：旋转性损伤。

（四）治疗对策

1.治疗原则　脊柱损伤治疗的目的是尽早恢复由于外伤而丧失的脊柱功能，包括恢复脊柱生理曲度，重新获得脊柱前方的支撑能力，治疗并预防脊髓损伤及其并发症。保守与手术治疗主要取决于神经症状和脊柱有无明显失稳。

2.治疗方案

(1)非手术治疗：无神经损害症状者；椎体压缩性骨折轻微，局部后凸角小于25°，压缩率小于50％，并且脊柱后方韧带结构无损伤者；无神经损伤的椎体爆裂型骨折，椎管占据率小于45％者，一般采取保守治疗。

(2)手术治疗 1)手术指征：伤后出现双下肢痛觉减退、肌力下降、二便障碍等神经损害症状者。椎体压缩率超过50％，局部后凸角大于30°；爆裂性骨折椎管占据率超过55％；屈曲牵张性损伤，其中包括机会骨折、安全带型损伤、后方韧带结构损伤等；骨折脱位等多方向外力损伤者。

2)手术时机：手术的目的在于解除神经压迫而改善症状；矫正脊柱异常排列，稳定重建脊柱以防止脊髓的继发性损伤，早期康复锻炼，防止并发症。对合并脊髓损伤者，为挽救脊髓的功能，防止失稳脊柱对脊髓的继发性伤害，应及早手术治疗。过去认为脊髓完全损伤者可考虑择期手术，但是事实证明脊髓是否完全损伤问题在受伤3d内难以确定。

3)手术方式

①后路手术：主要有经后路神经减压骨折复位短节段椎弓根钉内固定植骨融合术。主要适用于单纯压缩型椎体骨折，屈曲牵张型骨折和部分爆裂型骨折。手术目的在于解除神经的压迫，恢复椎体高度和脊椎序列，并且防止畸形残留。手术方法：采用全麻或硬膜外麻醉，取俯卧位，于骨折椎的上下两个棘突范围行棘正中皮肤切开，显露骨折椎及其上下两个椎体，继而显露椎弓根钉的进钉点（胸椎的进钉点定于横突上缘与上位胸椎下关节突的外缘的交点）。若爆裂型椎体骨折或椎体压缩型骨折，可先行椎弓根钉的植入，这样既可准确定位，又可避免误操作引起的神经损伤；若骨折脱位者，应先实行脱位的复位，再行椎弓根钉的植入。若骨块突入椎管压迫神经，可行半椎板或全椎板切除以达到脊髓的直接或间接减压；若术前评价无神经压迫者，无需椎板切除。安装连接棒，在撑开椎间的情况下紧固螺钉。撑开复位的原理是利用未损伤的后纵韧带的牵张作用，从而使脱入椎管的骨块复位。但是对于骨折脱位型损伤，由于韧带广泛断裂，因而不会产生韧带的牵张效应。少许的撑开可缓解破损的椎间盘突入椎管，但不宜过牵。固定结束后取髂骨行横突间和关节突外侧植骨。但是此固定术后需卧床1个月，并且佩戴胸腰骶支具(TLSO)3个月。

国外学者亦采用骨折椎的上下各两个节段固定，其目的是防止短节段固定易发生矫正丢失和断钉的风险，术后可早期戴支具下地。近年，有学者采用经骨折椎的单节段的复位固定治疗胸腰椎骨折,其优点是可节省固定融合节段,内固定器械的力臂小、负荷低,降低了断钉的风险。但是,使用该术式前必须确认骨折椎的椎弓根完整,因为体外生物力学研究表明椎弓根钉的固定强度的 60% 是由椎弓根提供。但是,对于骨质疏松患者此术式应慎用。椎弓根钉的植入需要床边透视定位,至少要在术前、术中和术后各透视一次以明确椎弓根钉的植入深度和上下摆角。在胸椎,椎弓根钉不宜过粗,以防椎弓根钉突入椎管伤及脊髓或溢出椎弓根外壁造成螺钉外侧脱出。椎弓根钉的长度一般植入椎体前中 1/3 交界处即可满足固定效果。

②前路手术:主要有经胸腹膜外联合入路骨折椎体切除神经减压取髂骨(或 cage)植骨融合 Kaneda SR 内固定术。全麻下,取侧卧位,左侧在上。切口选择在骨折椎的上 2 个肋骨处(切口起于骶棘肌的外缘,沿肋骨抵达同侧腹直肌的外缘)。切除该肋骨(注意勿损伤肋骨下缘的肋间血管和肋间神经),向上下前后仔细分离壁层胸膜,向下达第 11 肋骨的下方。该处为膈肌的附着处,也是胸腹膜的交界。纵行切开 11 肋软骨,分别沿膈肌的上下钝性分离胸膜和腹膜至椎体的前方。确定肺波动的下缘后,离开肺下缘 1cm 处切离膈肌,并同时行断端膈肌结扎以便闭合伤口。到达椎前后,需结扎切离膈肌左脚,剥开胸腹膜显露骨折椎及其上下椎体。确认椎体中间横行的节段动静脉,并予以结扎。切除骨折椎体,用刮匙或骨刀清除椎体后方的骨块,显露后纵韧带,若见后纵韧带膨胀,即表示减压充分。多数情况下,骨块位于后纵韧带的前方,无需行后纵韧带的切除,因为切除后纵韧带会导致椎管静脉丛出血,给手术带来麻烦。椎体切除范围是椎体后缘、椎体大部分、上下椎间盘及相邻椎体软骨终板。应保留骨折椎的椎体前侧和对侧的骨质少许,以利植骨融合。若使用 Kaneda SR 脊柱前路固定系统,在骨折椎的上下椎体侧面中部分别打入椎体垫片,在每个椎体上各打入 2 枚椎体螺钉。前方的螺钉垂直打入,后方螺钉应与前方螺钉成角 15°打入,以免螺钉突入椎管伤及神经;螺钉的长度应选择刚好穿透对侧椎体皮质骨,这样力学固定效果理想。在撑开椎体间的状态下,行髂骨或 cage 植入,并且将切除的肋骨植入髂骨的上下。选择适当长度的联接棒,在椎体间加压的状态下,紧固螺钉,上横联。清洗伤口,使肺通气膨胀,观察是否有气泡逸出。若无气泡,说明壁层胸膜完整;若有气泡溢出,应仔细检查胸膜破损部位,在涨肺的情况下,用 0 号线闭合胸膜。胸膜外放置 1 引流管,缝合膈肌和第 11 肋软骨,逐层缝合关闭伤口。

③前后路联合脊柱重建:对于脊柱前后方椎骨和韧带严重损伤的病例,单纯前路或后路往往难以达到即刻稳定的效果,需要联合重建。

4)手术方式评价及选择

后路手术:是一种广泛使用的术式。具有操作简单,手术时间短等优点。但是后方减压和复位的间接减压易造成减压不充分;撑开椎间易导致日后的矫正丢失、螺钉断裂和局部后凸畸形的残留,为减少上述并发症往往术后需较长时间的卧床。

前路手术:若采用经胸腹膜外入路,创伤性大大降低。此术式可获得充分的神经减压和更稳定的力学重建。但是此术式需要较高的脊柱外科技术。

两种术式的适应证均较为广泛,选择何种入路和固定方式其关键在于评价脊柱前方结构的轴向承载能力。在胸腰椎,脊柱前方结构的承载是后方结构 4 倍左右,因此在此区域获得脊柱前方的承载能力的重建尤为重要。对于前方椎体爆裂损伤严重者,前方重建十分必要。若脊柱出现前方爆裂和后方韧带群断裂的三柱损伤应考虑前后联合重建。

(五)术前准备

1.入院后检查项目　全身检查和专科的局部检查。

2.术前专科准备事项　根据病史和体征,评价受伤机制,损伤的脊柱高度和神经功能状况。再通过 X 线片、CT 或 MR 判断脊柱损伤的病理特征。决定手术入路和固定方式的同时,评价脊柱固定点的径线,以利选择内固定器械。

(六)术后观察及处理

1.术后一般处理　后路手术:取卧位,并定时轴向翻身,根据固定的稳定程度决定卧床时间,一般为 2～4 周,佩戴胸腰骶支具(TLSO)下地。引流管可在术后3d 内,24h 流量小于 40mL 后拔除;若有硬膜破裂、脑脊液流出者可酌情延迟拔除引流管。

前路手术:取平卧或半坐位以利伤口引流。日引流量少于 40mL 后可拔引流管。拔除引流管后,即可佩戴 TLSO 下地活动。

2.术后专科处理　无论前路与后路手术,均应给予营养神经、对抗脊髓水肿、预防感染、预防下肢血栓和促进骨融合等药物治疗。同时尽早开始下肢的功能训练。

3.术后并发症的观察与处理

(1)术后血肿压迫脊髓:若术后 3d 内出现神经损害症状突然持续加重,CT 或MR 检查证实硬膜外血肿,应急诊行局部血肿清除,止血和放置引流。

(2)脑脊液漏:若伤口引流液稀薄、透明且量较多时,可考虑脑脊液漏。应持续伤口引流 3d 左右,待伤口部分愈合后,拔除引流管并封堵引流口。

（七）疗效评价

1.Frankel 神经功能分级

A：完全麻痹　损伤平面以下感觉和运动消失。

B：只有感觉　损伤平面以下只存在感觉，而运动完全麻痹。

C：无用肌力　损伤平面以下虽然存在部分肌力，但无实际作用（一般三级以下）。

D：有用肌力　损伤平面以下存在可使用的肌力，可自行或借助步行器行走。

E：恢复。

2.美国脊髓损伤协会（ASIA）的脊髓损伤评分　脊柱功能的评价：脊柱序列（侧凸或后凸角度），骨折椎体高度变化，神经压迫程度，局部症状的变化。

（八）出院随访

1.出院带药　无需特殊用药，若有神经损伤可在出院后继续服用神经营养药。

2.注意事项　功能锻炼和及时地随访。

3.复查项目及时间周期

复查项目：症状的改善程度和局部影像学变化。

短期随访：术后 1 年内应 2 个月 1 次。

中期随访：术后 1 年至 3 年，应半年 1 次。

远期随访：术后 3 年以上，应每年 1 次。

4.随访规范化　神经功能评价和脊柱局部情况评价。

第二节　脊髓损伤

一、概述

脊髓损伤的原因有多种，外伤是首要原因，以胸腰段为最多。脊柱肿瘤、结核、感染可压迫脊髓或椎管内肿瘤压迫脊髓均可致脊髓损伤，本节叙述外伤性脊髓损伤。

二、诊断步骤

（一）病史采集要点

（1）年龄。

（2）受伤原因、体位，外力的方向、大小。

（3）伤后是否有意识障碍。

（4）伤后神经功能情况,包括麻木、肢体活动情况、大小便情况,伤后神经功能变化情况如加重、好转或无改变。

（5）伤后如何急救、运输、处理。

（6）伤前神经功能情况,是否存在麻木、肢体活动不灵便、无力等。

（二）体格检查要点

临床神经学检查是可靠的检查方法,应定期重复检查。包括感觉、运动(肌力、肌张力)、括约肌与反射4项。

1.感觉　损伤平面以下的触觉、痛觉,双侧同部位对比,以感觉减退或丧失的最高平面为上界,上肢、下肢按神经根,躯干按肋间,由远而近检查。

2.运动　检查上下肢各肌与腹肌。记录各关节活动的肌力。上肢与下肢的肌张力。

3.反射　深浅反射与病理征:肱二、肱三头腱反射,桡腕反射,髌腱反射,腹壁反射,提睾反射,阴茎海绵体反射,肛门反射,Hoffmann征,Babinski征,髌阵挛。

4.括约肌功能　带指套插入肛门中,问其肛门感觉,令其收缩肛门括约肌。

（三）辅助检查要点

（1）正侧位X线片:是最基本的检查,主要观察椎体压缩、爆裂、脱位程度,压缩椎体后上角突入椎管的程度,关节突移位,棘突间距,椎体之间的侧方移位。

（2）CT:主要观察椎体爆裂情况,椎管有无骨折块突入椎管及程度,有无椎板骨折及是否下陷入椎管内,关节突骨折及移位。

（3）MRI:显示软组织效果较好,可明确是否有椎间盘和韧带损伤,能清楚显示脊髓、脑脊液的改变。

（4）诱发电位检查:体感诱发电位可检查脊髓中感觉通道的传导功能,临床应用较方便,对脊髓损伤的诊断有参考价值。电刺激器运动诱发电位在清醒时无法进行,可用磁刺激器。运动诱发电位可直接反映脊髓运动功能。

三、诊断对策

根据受伤病史、临床症状体征与影像学检查诊断并无困难。

定位诊断很重要,通常脊髓损伤平面与脊椎损伤平面是相一致的。可依据感觉平面、肌肉瘫痪与反射改变来确定损伤平面。

1.定位

（1）颈$_{1\sim3}$节段损伤:完全损伤则呼吸肌完全瘫痪,患者常在伤后即死亡。不全损伤以下颌骨下缘为分界,以下感觉减退,有枕部与耳部麻木或疼痛。

（2）颈$_{3\sim5}$节段损伤:肋间肌和膈肌均瘫痪,不能进行自主呼吸,如不及时抢救,人工辅助呼吸,可立即死亡。

（3）颈$_{4\sim8}$及胸1节段损伤:C$_4$节段损伤,自锁骨下肩部以下感觉丧失,上下肢肌肉均瘫痪。C$_5$节段损伤,颈及肩前外侧三角区以下感觉丧失,除斜方肌可以耸肩外,三角肌以下四肢肌肉皆瘫痪。C$_6$节段损伤,上臂外侧、前臂外侧一部分感觉保存,上肢以下及躯干以下感觉丧失。三角肌及肱二头肌可收缩,能肩外展、屈肘,余肌肉瘫痪。C$_7$节段损伤,感觉上臂与前臂内侧以远丧失,肱二头肌、桡侧腕长伸肌正常,旋前圆肌、桡侧腕屈肌、指浅屈肌、指深屈肌、拇长屈肌的肌力减弱,肱三头肌及手内肌瘫痪。肱三头腱反射减弱或消失。C$_8$节段损伤,前臂内侧、小鱼际、4～5指,躯干及下肢感觉丧失,手内肌瘫痪或肌力减弱。胸1节段损伤,腋下感觉消失,上臂内侧感觉减退,躯干以下感觉消失,除拇收肌、骨间肌、蚓状肌肌力减弱外,上肢各肌正常,肋间肌以下瘫痪。

（4）胸$_{2\sim12}$节段损伤:T$_2$节段损伤,腋窝以下感觉减退,乳头以下感受消失。感觉平面定位:T$_4$乳头线,T$_6$在剑突水平,T$_7$～T$_8$在肋下,T$_9$至脐上,T$_{10}$至脐下,T$_{11}$在下腹,T$_{12}$在腹股沟韧带以上。腹壁反射在T$_6$节段损伤时完全消失,T$_{10}$节段损伤则上中腹壁反射存在,下腹壁反射消失,T$_{12}$节段损伤,则提睾反射与下肌腱反射消失。

（5）腰$_{1\sim5}$节段损伤:L$_1$节段损伤,自腹股沟以下失去感觉,髂腰肌及下肢肌肉均瘫痪。L$_2$节段损伤,大腿前中1/3及以下感觉消失,髂腰肌、缝匠肌、股薄肌肌力减弱,其他下肢肌瘫痪。L$_3$节段损伤,大腿下1/3及以下感觉丧失,股四头肌及内收肌群肌力减弱,膝以下诸肌瘫痪。L$_4$节段损伤,小腿内侧感觉减退,小腿外侧以下感觉丧失,股四头肌、股内收肌群肌力减弱,膝以下各肌瘫痪。L$_5$节段损伤,小腿外侧感觉减退,小腿后下方、足背足底及会阴区感觉丧失。胫前肌、拇背伸肌、胫后肌、臀中肌、阔筋膜肌张力减弱,股后肌群及腓骨肌瘫痪。

（6）骶$_{1\sim3}$节段损伤:S$_1$节段损伤,小腿后侧及足底感觉减退。臀中肌、阔筋膜张肌、胫后肌、半腱半膜肌肌力减弱,股二头肌、屈拇肌、屈趾肌及足内肌瘫痪,呈跟形足畸形。S$_2$节段损伤,大腿后侧感觉减退,足底及会阴鞍区感觉消失,小腿诸肌包括伸趾与屈趾肌肌力减弱,足内肌瘫痪,括约肌功能障碍。S$_3$节段损伤,大腿后上1/3、会阴鞍区、阴囊、龟头感觉障碍,直肠括约肌瘫痪,肛门反射、球海绵体反射减弱。

2.临床分类　根据损伤程度,其余损伤脊髓的部位可分为以下类型。

(1)完全性脊髓损伤:损伤平面以下感觉、运动完全丧失,排尿、排便功能障碍。圆锥损伤,仅为括约肌失控,骶区感觉和运动丧失。

(2)不完全性脊髓损伤:损伤平面以下感觉或与运动功能,或括约肌反射不完全丧失,但必须包括骶区感觉存在。

(3)脊髓震荡:为轻度脊髓损伤,开始即呈不完全截瘫。并且在 24h 内开始恢复,至 6 周时恢复完全,其与不完全脊髓损伤之区别在于前者可完全恢复,而后者恢复不全。注意与脊髓休克概念鉴别。

(4)脊髓中央损伤综合征:上肢瘫痪重,下肢瘫痪轻,感觉不完全丧失,括约肌可无障碍或轻度障碍。

(5)脊髓半损伤:脊髓半侧遭受损伤,伤侧平面以下运动障碍,对侧感觉障碍。

(6)前脊髓损伤综合征:损伤平面以下大多数运动完全瘫痪,括约肌功能障碍而深部感觉、位置觉保存。

(7)后脊髓损伤综合征:深感觉丧失较运动功能障碍严重。伴根性神经痛。

(8)无骨折脱位脊髓损伤(见后)。

(9)圆锥损伤:可分为 3 类:①脊髓、圆锥、神经根损伤,临床表现为脊髓平面损伤;②腰骶神经根圆锥损伤;③单纯圆锥损伤.支配下肢的腰骶神经根无损伤,仅表现为圆锥损伤即肛门会阴区感觉障碍,括约肌功能障碍,球海绵体反射和肛门反射消失。

(10)马尾损伤:可分为完全损伤或不完全损伤。

四、治疗对策

(一)急救与运送

脊髓损伤多由脊柱损伤所引起,脊柱稳定性大多丧失,急救与运送的要点是保持脊柱相对稳定,以避免使脊髓遭受再次损伤。一旦发现病人瘫痪,应当至少 3 人将病人平行移动至担架上,颈椎损伤需 1 人固定头部,不使扭转。

(二)治疗原则

早治疗,复位骨折脱位,综合治疗,预防及治疗并发症,功能重建与康复。

(三)非手术治疗

1.药物治疗　甲基强的松龙(MP)是治疗急性脊髓损伤临床最常用的药物,尽管有争论,它是目前被认为治疗有效的药物。但必须在伤后 8h 以内应用,超过 8h 应用则无效,用量及用法如下:首次 MP 30mg/kg,15min 内静脉输入,间隔 45min,

然后 5.4mg/(kg·h),连续 23h,静脉滴入。如超过 8h,可小剂量应用地塞米松或甲基强的松龙,在急诊室即开始使用,前者为 20mg,1 次/d,3d 后逐渐减量,连续使用 5～7d,后者为 15mg/(kg·d),分 4 次使用,3d 后逐渐减量,5～7d 停药。

单唾液酸神经节苷酯(GM-1)是另一种临床认为有效的药物,其用法是伤后72h 内应用,GM-1 静注 100mg,静注或滴注,1 次/日,连续 20～30d 为一疗程,可与 MP 联合应用,即伤后先用 MP,然后用 GM-1。

应用 20%甘露醇(1g/kg,1 次/6h,连用 5～7d)脱水治疗。

2.预防及治疗并发症 脊髓损伤死亡主要原因是并发症,如压疮感染、泌尿系感染和肺感染等,因此预防并发症是治疗截瘫自始至终必须重视的问题。

3.高压氧治疗 脊髓损伤早期应用效果较好,有条件者于伤后 4～6h 使用,以2.5 个大气压的高压氧治疗,每天 1～2 次,每次 1～2h。

4.康复 四肢瘫与截瘫病人,经过康复训练,积极锻炼,自己翻身、起坐、下床、上轮椅及部分生活自理及出户外,都是可以做到的,而且为了尽早离床活动,康复进行应早,治疗与康复同步进行,病人除脊髓功能可能得到恢复外,生活功能的依赖性可以明显减少,生活自理程度增加。

(四)手术治疗

复位脊柱骨折脱位,稳定脊柱是治疗脊髓损伤的重要原则。颈椎骨折脱位应尽早用颅骨牵引或 Hallo 架固定。手术常是复位、减压、内固定同时进行。如患者全身状况允许,尽量在伤后 24～48h 进行。对于进行性脊髓功能障碍及小关节交锁脱位,是急诊手术指征。

五、脊髓损伤的评价

1.Frankel 分级法 1969 年由 Frankel 提出。其将损伤平面以下感觉和运动存留情况分为以下 5 个级别:

等级   功能状况

A   损伤平面以下深浅感觉完全消失,肌肉运动功能完全消失。

B   损伤平面以下运动功能完全消失,仅存某些感觉,包括骶区感觉。

C   损伤平面以下仅有某些肌肉运动功能,无有用功能存在。

D   损伤平面以下肌肉功能不完全,可扶拐行走。

E   深浅感觉、肌肉运动及大小便功能良好,可有病理反射。

Frankel 法对脊髓损伤的程度进行了粗略的分级,对脊髓损伤的评定有较大的实用价值,但对脊髓圆椎和马尾损伤的评定有一定的缺陷,缺乏反射和括约肌功能判断,尤其是对膀胱、直肠括约肌功能状况表达不够清楚。

2.国际脊髓损伤神经分类标准　　国际脊髓损伤评分标准是参照美国国家急性脊髓损伤研究会(NASCIS)评分标准制定出的一种用积分的方式来表达脊髓损伤严重程度的方法。其将脊髓损伤程度进行量化,便于进行统计学处理、比较和学术间相互交流。国际脊髓损伤神经分类标准被认为是迄今最为先进的脊髓损伤评分方法。

(1)感觉评分:正常感觉功能(痛觉或触觉)评 2 分,异常 1 分,消失 0 分。每一脊髓节段一侧正常共 4 分。确定人体左右各有 28 个感觉位点,正常感觉功能总评分 224 分。28 个感觉关键点为:C_2 枕骨粗隆,C_3 锁骨上窝,C_4 肩锁关节部,C_5 肘窝桡侧,C_6 拇指,C_7 中指,C_8 小指,T_1 肘窝尺侧,T_2 腋窝顶部,T_3 第 3 肋间(锁骨中线),T_4 第 4 肋间(锁骨中线),T_5 第 5 肋间(锁骨中线),T_6 剑突水平,T_7 第 7 肋间(锁骨中线),T_8 第 8 肋间(锁骨中线),T_9 第 9 肋间(锁骨中线),T_{10} 脐水平(锁骨中线),T_{11} 在 T_{10} 与 T_{12} 之间,T_{12} 腹股沟韧带中点,L_1 大腿前面 $T_{12} \sim L_2$ 之间,L_2 大腿前面中点,L_3 股骨内髁,L_4 内踝,L_5 足背第三跖趾关节,S_1 足跟外侧,S_2 窝中点,S_3 坐骨结节,S_4、S_5 肛周区。

(2)运动评分:根据肌力评分法,肌力分 0~5 级。确定人体左右各有 10 组关键肌,正常运动功能总评分为 100 分。C_5 肱二头肌,C_6 桡侧伸腕肌,C_7 肱三头肌,C_8 中指末节屈肌,T_1 小指外展肌,L_2 髂腰肌,L_3 股四头肌,L_4 胫前肌,L_5 伸拇长肌,S_1 腓肠肌。

六、X 线无异常的颈脊髓损伤

X 线无异常的颈脊髓损伤(SCIWORA)是指 X 线未发现明显的骨折脱位,但存在颈脊髓损伤,多见于儿童与中老年人。两群人损伤的机制不同。儿童颈椎 SCIWORA 见于 6 个月至 16 岁儿童,多因车祸、高处坠落、牵拉等严重损伤引起。由于脊柱弹性较大,可发生脊髓损伤而无骨折脱位,可表现为脊髓中央损伤、完全脊髓损伤与不完全脊髓损伤。值得注意的是约一半病例在伤后至脊髓损伤出现有一个潜伏期,时间自数小时至 4d。中老年人 SCIWORA 以 50 岁以上多见,轻微损伤如摔倒、碰伤等后天损伤占大多数,亦可发生于交通事故或高处坠落等,伤后即发生瘫痪,中央脊髓损伤约占 2/3。X 线片、CT、MRI 等影像学检查,多数患者存在椎管狭窄、前纵韧带损伤、椎间盘突出、后纵韧带出血、棘上韧带断裂等。

治疗方法选择:应根据患者 MRI、CTM 或造影显示的椎管内脊髓受压情况决定治疗方案。对于脊髓存在明显压迫的患者,应选择手术治疗。对于发育性椎管狭窄而影像学又无明显脊髓压迫的患者,是否需手术治疗值得探讨。椎管普遍狭窄,椎管内压力高,对神经恢复不利,如短期内神经功能无明显恢复或恢复不满意也应考虑手术。对于无压迫及发育性椎管狭窄的患者,则应保守治疗。

手术时机选择:只要患者一般情况允许,应尽早手术,解除压迫,以促进神经功能的恢复。对于存在压迫,但因各种原因在急性期未手术而进入亚急性或慢性期的患者,也应积极手术,能为神经功能恢复提供良好的机会。

手术方式选择与脊髓型颈椎病或椎管狭窄相似。单个或 2 个节段的压迫选前路,大于 2 个节段或发育性椎管狭窄选后路。由于无明显的骨折脱位及脊柱不稳可不考虑内固定,但也可根据手术需要选择。

第三节　颈椎病

一、概述

颈椎病是指颈椎间盘退行性变及其继发性病理变化,累及其周围组织结构(神经根、脊髓、椎动脉、交感神经等),出现相应的临床表现。

颈椎病的分型目前仍未统一,可分为:神经根型、脊髓型、交感型、椎动脉型、食管压迫型及混合型。主要为神经根型与脊髓型。

二、诊断步骤

(一)病史采集要点

1.年龄　多发于中老年人群。

2.症状表现　根据不同的类型而不同。

(1)神经根型颈椎病:是否存在颈痛与神经根性痛、放射痛,有何特点;是否有上肢无力等现象。

(2)脊髓型颈椎病:是否有四肢无力,手笨拙,步态蹒跚,易跌到;是否有踩棉花感;发病从下肢无力开始,或从上肢开始;胸腹部是否有束带感;是否有大小便功能障碍。

(3)椎动脉型颈椎病:有无猝倒史,有无交感神经症状(头痛、恶心、呕吐、耳鸣、记忆力减退、心悸等)及视物模糊。

(4)食管型颈椎病:无吞咽障碍等。

(二)体格检查要点

检查神经根分布区感觉与各神经支配肌肉的无力或萎缩情况及肌张力;是否存在腱反射减弱、消失或亢进;臂丛神经牵拉试验及压颈试验,屈颈试验,病理反射。

(三)辅助检查要点

X线正侧位与双斜位片,了解是否有椎间隙狭窄、增生,骨刺突入椎间孔,是否存在椎管狭窄;动力位片病变节段是否不稳;是否有后纵韧带骨化等。

MRI或CTM检查看是否存在脊髓受压、椎间盘突出、突出节段与突出方向;是否为骨赘增生及韧带钙化。

诱发电位与肌电图检查是否有异常。

三、诊断对策

(一)诊断要点

根据病史、临床症状体征与影像学检查,神经根型、脊髓型、食管型颈椎病诊断不难,但交感型与椎动脉型颈椎病诊断并不容易。

1.神经根型颈椎病

(1)症状:颈肩或颈枕部持续或阵发性疼痛;沿受累神经根行走方向的酸胀痛或烧灼痛或刀割样痛;沿神经根的触电感或针刺样麻串感;颈肩痛出现常先于放射痛,颈肩痛及放射痛可因咳嗽等加重;上肢无力现象。

(2)体征:臂丛神经牵拉试验及压颈试验阳性;受损神经根分布区感觉减退,支配肌肉无力或萎缩,腱反射减弱或消失。

(3)影像学检查:X线平片显示病变间隙狭窄、增生,斜位片骨刺突入椎间孔,动力位片病变节段不稳等。CT及MRI或CTM可能见后外侧椎间盘突出或骨赘压迫神经根。

2.脊髓型颈椎病

(1)症状:颈部常无不适感,觉四肢无力,手笨拙,步态蹒跚,易跌倒;发病多从下肢无力开始,但也可从上肢开始;胸腹部常有束带感。严重时可出现大小便功能障碍。

(2)体征:四肢肌力减弱,肌张力增高,腱反射亢进,出现病理反射;感觉障碍在早期可能较轻,严重时则明显,但常没有明确的平面;屈颈试验阳性,表现为突然屈头时,双下肢或四肢出现触电感。

(3)影像学检查:X线平片显示椎管狭窄,椎体后缘骨质增生,椎节不稳及后纵韧带骨化等。MRI或CTM检查可见脊髓受压明显。

（4）评分：JOA 评分。

3.椎动脉型颈椎病

（1）症状：可有猝倒史，并伴有颈性眩晕；多伴有交感神经症状（头痛、恶心、呕吐、耳鸣、记忆力减退、心悸等）；视物模糊。

（2）体征：旋转试验阳性；病情严重时可出现对侧肢体轻瘫及 Horner 征。

（3）影像学检查：X 线平片显示钩椎关节增生，椎间孔狭小。椎动脉造影可见椎动脉迂曲、变细、压迫等。MRI 检查也可显示椎动脉形态。

4.交感型颈椎病　症状体征与椎动脉型有很多相似之处，出现交感神经症状及 Horner 征等。X 线平片显示骨质增生，椎节不稳等。

5.食管型颈椎病　骨赘向前压迫食管而引起症状，如吞咽障碍等。X 线片及钡餐可显示前方骨赘及食管受压情况。

6.混合型颈椎病　兼有两型或两型以上颈椎病的症状体征。

（二）鉴别诊断要点

各型颈椎病的主要鉴别诊断如下。

1.与颈型颈椎病鉴别的主要疾病　劳损、颈肌筋膜炎及颈椎失稳症等。

2.与神经根型颈椎病鉴别的主要疾病　肩周炎、胸廓出口综合征、肌萎缩性侧索硬化症等。

（1）胸廓出口综合征：主要损伤臂丛下干，多发于 20 岁以上的中年妇女，右侧多见。上肢感觉障碍为主，手内在肌萎缩，肌力减低，患侧锁骨上窝丰满，压迫时上肢症状加剧，Adson 征阳性。

（2）肌萎缩性侧索硬化症：是病因不清的神经元性疾病。起病快，年纪轻，肌萎缩可发生于全身任何部位，但手内在肌常最早发生，受累肌肉萎缩，病理反射阳性，但感觉正常。肌电图有异常，但体感诱发电位一般正常。应与脊髓型颈椎病相鉴别，但有极少数患者可两种病同时存在。

3.与脊髓型颈椎病鉴别的主要疾病　结核、肿瘤、后纵韧带骨化症、颈椎管狭窄症等。

4.与椎动脉型颈椎病鉴别的主要疾病　梅尼埃综合征、体位性眩晕、脑动脉硬化、耳源性或眼源性眩晕等。

四、治疗对策

（一）治疗原则

除脊髓型颈椎病外，大部分颈椎病以非手术治疗为主。脊髓型颈椎病明确诊断后，应尽早手术治疗。

有几点值得注意,牵引对于严重的脊髓型颈椎病是禁忌证,以免加重病情;必须严格掌握牵引重量及方向;对于脊髓型的患者推拿应列为禁忌证;脊髓型颈椎病行保守治疗时,如效果不佳或保守过程中症状加重则不应继续保守治疗。

(二)治疗方案

1.非手术方法　包括颈椎牵引、颈托固定、推拿按摩、理疗及药物治疗等。

(1)颈部外固定:用颈围或颈托固定颈椎,减少颈椎负荷,限制颈椎运动,从而缓解颈部软组织的无菌性炎症,使病痛减退。

(2)牵引:用枕颏带牵引,也有人对较严重者采用 Helo-vest 固定牵引,目的是恢复椎间的正常关系,解除颈项部肌肉挛缩,减少颈部脊神经受压。

(3)按摩:目的是治疗颈部肌肉软组织水肿,改善局部的血液循环,解除颈部肌肉痉挛。但手法一定要轻柔,推拿后症状加重者应立即停止。不要随意旋扳颈部。

(4)理疗:能消除颈部软组织痉挛、水肿,调节局部血循环与代谢。

(5)药物治疗:可酌情使用,目的是消炎止痛,营养神经,疏通血循环,镇静安神。

(6)颈部自我保护及锻炼:禁用高枕及枕颈部靠着阅读,避免颈部单一姿势持续时间太长,最好持续 0.5～1h 就活动一下颈部。加强颈项部肌肉锻炼,目的是稳定颈椎,维持及恢复颈椎的正常生理曲度。

2.手术治疗

(1)适应证:脊髓型颈椎病经 3～6 个月保守治疗无效或保守治疗过程中症状进行性加重者;根性颈椎病及椎动脉型颈椎病经严格地保守治疗无效时也可考虑手术治疗。

(2)手术方法:主要包括前路手术、前外侧手术及后路手术。

①脊髓型颈椎病:单纯来自 3 个以内的椎间盘压迫,可采用前路减压和椎体间融合术。来自 3 个以上椎间盘压迫者,或虽少于 2 个以下的椎间盘压迫,但合并有颈椎管狭窄,黄韧带肥厚或钙化者,可采用后路椎管减压或椎管扩大成形术。如单从后路减压仍不能解除来自前方的压迫,或前方压迫严重,单从前方手术有损伤脊髓可能时,可采用前后路联合减压术,根据患者的情况、医院的条件及医生的技术水平分期或同期完成。

②神经根型颈椎病:压迫来自退变突出的椎间盘或腹侧的骨刺,可采用前方入路。因钩椎关节增生压迫神经根时,可行患侧侧前方入路切除增生的钩椎关节。也可采用后路患侧开窗术,切除压迫神经根的骨刺或脱出的椎间盘。

③椎动脉型颈椎病:可采用患侧侧前方入路,切除压迫椎动脉的骨刺或切开狭

窄的椎动脉孔。

五、术前准备

前路手术前3天开始进行气管移位训练,方法是用食指、中指、无名指、小指在胸锁乳突肌内侧按入,将气管拉向手术切口的对侧,让患者感到气紧及呼吸受阻,气管移位3～4cm,开始时3～5min,然后休息10min,如此反复操作。双手握力下降的患者,由他人协助完成。

术前患者清醒状态观察手术体位时神经功能改变情况;颈部需后伸,在肩胛后垫一软枕,使颈部呈后伸中立位,并观察四肢的神经反应,因后伸时椎管容积减小,有可能出现四肢神经症状加重,如出现上述情况应及时去除垫枕,了解颈部后伸的限度。

六、术后观察及处理

术后即用颈托固定颈部,搬运时人力要充足,保持颈、肩、躯干在同一水平面上,采用仰卧颈部中立位。

后路手术患者,项部保持悬空,防止压迫,造成椎管"关门"。

翻身时须由护士协助,侧卧位时颈部须垫枕,避免过度屈伸和旋转。

引流管拔除后可带颈围坐起,但早期时间不宜太长。

术后常规颈托保护6～10周。

第四节 腰椎间盘突出症

一、概述

腰椎间盘突出症是指腰椎椎间盘发生退行性病变后,在外力作用下纤维环部分或全部破裂,进而引起纤维环或连同髓核、软骨终板向外突出,压迫或刺激窦椎神经、神经根而引起一系列的症状和体征,是引起腰腿痛的最常见疾病。腰椎间盘突出部位以腰$_{4/5}$和腰$_5$/骶$_1$最为常见,其发病率占腰椎间盘突出症的95%。

二、诊断步骤

(一)病史采集要点

1.性别、年龄及职业 在30～50岁发病率最高,一般男性发病率高于女性,男女发病比例约为 2∶1,重体力劳动者易发生椎间盘突出症。

2.有无过去或现在腰部外伤史　急性损伤如腰背扭伤等并不能引起椎间盘突出症,它只是椎间盘突出症的一个诱因,原始病变在于无痛的髓核突入内层纤维环,而外伤使髓核进一步突出外面由神经支配的五层纤维环引起疼痛。

3.腰腿痛特点

(1)疼痛性质、时间与程度:腰背痛部位一般较深,定位不准确,多为钝痛、刺痛或放射痛。疼痛程度因患者病情而异。腰背痛分两类,第一类是腰背部广泛钝痛,起病缓慢,活动和较长时间单一姿势后加重,休息或卧床后疼痛减轻,此类患者纤维环多完整;第二类腰背痛发病急骤、严重,腰背部肌肉痉挛,腰部各种活动均受限,一般持续时间较长,3～4 周开始缓解,此类患者多为突然发生纤维环全部或大部分破裂及髓核突出。

(2)疼痛分布区域及是否伴有放射痛:腰痛是由于突出的椎间盘组织刺激外层纤维环及后纵韧带中的窦椎神经引起的,如椎间盘突出较大者可刺激硬膜出现硬膜痛。腿痛是由于突出的椎间盘机械性压迫或化学性刺激相应神经根而引起的,腰$_{4/5}$椎间盘突出压迫腰$_5$神经根,疼痛沿臀部、大腿后侧放射至小腿前外侧、足背和足趾;腰$_5$/骶$_1$椎间盘突出压迫骶神经根疼痛放射至小腿后外侧、足跟、足底和足外侧,由于腰$_5$及骶$_1$神经根参与坐骨神经构成,故称为坐骨神经痛,即沿坐骨神经及其分支行径的疼痛。腰$_{3/4}$椎间盘突出压迫腰$_4$神经根引起股神经痛,疼痛放射至大腿前外侧、膝前部和小腿前内侧。另有部分高位腰椎间盘突出者压迫腰$_{1～3}$神经根出现腹股沟区痛或大腿内侧痛。腰痛多出现于腿痛之前,也可同时出现或出现于腿痛之后。

(3)疼痛与腹压关系:当打喷嚏、咳嗽、排便或用力等动作时引起腹压增高,进而脑脊液压力升高导致神经根袖扩张,从而刺激受压的神经根,加重疼痛。

(4)疼痛与活动关系:活动及劳累后加重,卧床休息减轻,严重者活动障碍。部分患者行走时,随行走距离增多,引起腰背部痛或不适,同时患肢出现疼痛、麻木加重,当取蹲位或卧床休息后症状逐渐消失,始能再次行走,行走距离从数十米至数百米不等,称为间歇性跛行,多见于椎管狭窄并椎间盘突出的患者。

(5)疼痛与体位关系:为了缓解疼痛、松弛坐骨神经,患者常被迫采取某一体位,行走时常采用前倾位,休息卧床时多采取健侧卧位并屈髋屈膝,严重者采用胸膝位,少数患者采取侧卧位屈腿、仰卧位屈腿、床上跪位、下蹲位等。

(6)疼痛与天气变化关系:部分患者遇到刮风下雨天或气温骤降时加重,遇暖减轻。

4.腰部外形及活动状况　往往患者述腰部僵硬、活动受限。腰部前屈时髓核后移,加重对神经根压迫使疼痛加剧。同样腰椎左右活动时,髓核随之左右活动,增加或减轻对神经根压迫。为缓解疼痛,患者常保持相应体位,减轻对神经根压迫,表现为脊柱反应性侧弯。

5.大小便及性功能状况　当突然发生巨大中央型椎间盘突出时,常压迫突出平面以下的马尾神经,患者出现会阴部麻木,排尿、排便无力,伴有双侧严重坐骨神经痛,严重者出现双下肢后外侧会阴部感觉消失,双下肢不全瘫,大小便功能障碍,多表现为急性尿潴留和肛门括约肌肌力降低,排便不能控制,女性患者可有假性尿失禁,男性患者出现阳痿,以上症状群称为马尾综合征。国内所遇病例多为重力推拿按摩后发生巨大椎间盘突出所致。

6.是否有腿麻无力及其他伴随症状　部分患者不出现下肢疼痛而表现为肢体麻木,此多为椎间盘组织刺激了本体感觉和触觉纤维引起麻木。麻木区域按神经根受累区域分布,其与神经根受压程度无关,大腿外侧为常见麻木区,当穿衣接触时可有烧灼感,长时站立可加重麻木。神经根受压出现肌力减退,患者常诉下肢无力,腰$_{2/4}$椎间盘突出压迫腰$_4$神经根,常有伸膝无力,腰$_{4/5}$椎间盘突出压迫腰$_5$神经根常有拇趾背伸无力,腰$_5$/骶$_1$椎间盘突出压迫骶$_1$神经根,偶有足跖屈及屈踝无力。此外还有少数患者伴有下肢肌肉痉挛、患肢发凉、小腿水肿等表现,在病史询问中也应注意。

(二)体格检查要点

1.腰部畸形及活动范围受限　腰椎间盘突出由于椎间盘组织突出,刺激神经根引起疼痛,为使突出组织后凸张力减小,减轻对神经根刺激,椎间隙后方增宽,外形可出现腰椎生理性前凸变浅。在一些严重的患者生理弯曲可完全消失甚至反常。部分患者还出现腰椎的侧弯,突出物在神经根内侧则凸向健侧,如突出物在神经根外侧则凸向患侧,当突出物位于神经根正前方,腰部活动时,突出物可移向突出物内侧或又复移向突出物外侧导致出现腰椎侧弯交替性变化。

腰椎活动度受限。突出于神经根内侧者向患侧侧屈活动相对减少,而突出于神经根外侧者向健侧侧屈受累较少。腰椎前屈后伸活动受限,但后伸受限明显,且疼痛明显。

2.腰部压痛点　典型的压痛点位于病变间隙棘突旁,此压痛并向同侧臀部及下肢坐骨神经分布区放射。这是因为深压时刺激背部的背根神经纤维,或压力经椎板之间传导到神经根,使原来敏感性已增高的神经根产生感应痛。这种棘突旁放射性压痛点,在腰$_{4,5}$椎间盘突出明显,而在部分腰$_5$骶$_1$椎间盘突出患者却不明显。部分患者可仅有腰痛和压痛,而无放射痛,有的甚至局部无明显压痛。此体征对于诊断、定位及鉴别诊断均有重要意义。

3.下肢神经功能检查　检查时应注意下肢肌力、感觉、反射的改变,因可能出现受累神经根所支配的肌肉力量减弱、肌肉萎缩,感觉过敏、减弱或消失,反射减弱消失等体征。这些体征对于腰椎间盘突出症的定位诊断具有重要意义。

4.疼痛诱发检查

(1)直腿抬高试验:正常人仰卧位下肢于膝关节伸直位时,被动抬高下肢活动度为 $60°\sim120°$,当抬到最大限度仅有腘部不适感。进行此检查时应注意两侧对比,先检查健侧,再行患侧检查。检查时患者仰卧,检查者一手握住患者踝部,另一手置于大腿前方,使膝关节保持于伸直位时抬高肢体到一定角度,患者感到疼痛或抬高有阻力为阳性,并记录抬高角度。如抬腿仅引起腰痛或仅腘部疼痛皆不能算直腿抬高试验阳性。如检查时有小腿外侧放射痛,有足背直达拇趾的麻痛感或放射痛,或直达踝部、跟部的疼痛,皆为典型直腿抬高试验阳性。如仅有大腿后方的放射痛只能算阴性或可疑。为了表达直腿抬高试验阳性,以抬高角度为记录阳性程度,亦可以"+"$60°\sim70°$;"++"$30°\sim59°$;"+++"小于 $30°$,当直腿抬高试验阳性超过 $70°$ 时此体征仅供参考。本试验应注意两侧对比。

(2)直腿抬高加强试验(Bragard 征):患者仰卧,将患肢于膝关节伸直位下,渐渐抬高到一定程度时,即出现坐骨神经分布区的放射痛。然后将患肢抬高高度予以少许降低,可使放射痛消失。此时将患肢踝关节突然背屈,又引起坐骨神经分布区的放射痛,即为阳性。此试验帮助鉴别因为髋关节、腘绳肌、髂胫束等关节、肌肉因素引起直腿抬高受限,在加强试验中为阴性。

(3)屈颈试验(Linder 征):患者取坐位或半坐位,双下肢伸直,此时坐骨神经已处于一定紧张状态。然后向前屈颈而引起患侧下肢放射痛即为阳性。这是由于屈颈时,从颈部来牵扯硬脊膜和脊髓而刺激了神经根。

(4)股神经牵拉试验:患者取俯卧位,患侧膝关节伸直 $180°$,检查者将患肢小腿上提,使髋关节处于过伸位,出现大腿前方疼痛即为阳性。另一种检查方法,患者俯卧位屈膝,正常人屈膝可达 $120°$,仅感股四头肌处不适。当神经根受压时,屈膝 $90°$ 即感大腿前侧痛,再略加屈膝范围或伸髋,则可引起明显疼痛。在 $L_{2\sim3}$ 和 $L_{3\sim4}$ 椎间盘突出时为阳性。

(三)辅助检查要点

1.X 线片　需拍腰骶椎正侧位片,疑有腰椎弓根峡部不连接者应加拍左右斜位片,腰椎平片检查可有脊柱侧弯、腰椎前弓变平直、椎间隙左右不等或前宽后窄及椎间隙变窄等表现。X线片除了作为诊断椎间盘突出症的参考外,还可用于排除脊椎骨性疾病如结核、肿瘤、脊柱滑脱等。X线片结合临床表现对椎间盘突出诊断和定位有重要意义。

2.CT检查　CT扫描椎间盘突出主要有4种表现:椎管内出现突出的椎间盘块,其密度低于骨高于硬脊膜;椎管与硬膜之间的脂肪层消失,这是最早发生的现象;神经根被挤压移位;硬膜受压变形,CT诊断准确率达90%。

3.MRI检查　MRI是一种无辐射损伤的检查手段,能直接显示椎间盘变性程度和椎间盘突出的部位、类型以及硬脊膜和神经根受压的情况。

4.脊髓造影　通过腰椎穿刺在蛛网膜下隙注入脂溶性碘剂或水溶性碘剂,然后进行动态X线片检查即为脊髓造影。主要了解椎间盘对神经根及硬膜囊压迫程度。因系创伤性操作且造影剂均有一定不良反应,应用此检查时应注意并发症防治。脊髓造影对于极外侧型甚至个别外侧型腰椎间盘突出不能显示,其诊断准确率为70%~80%。对少数疑难病例如疑有椎管内肿瘤或椎管狭窄时才慎重考虑使用造影检查。

5.其他检查方法　其他还有电生理检查如肌电图、感觉和运动诱发电位、超声波、腰部热象图等,一般很少使用。

三、诊断对策

(一)诊断要点

腰椎间盘突出症的诊断应包括确定有无椎间盘突出及判断突出部位两部分。腰椎间盘突出症的诊断主要依靠病史、体格检查及X线片检查等综合分析得出,对于少数症状不典型者可应用一些特殊检查以协助诊断及定位。如进行特殊检查则应明确特殊检查结果与临床表现是否相符,须做到临床症状、体征与辅助检查相一致。临床医生不可忽视病史和体格检查重要性而单纯依赖某些特殊检查。

1.腰椎间盘突出症诊断标准　依据综合临床病史、体征和影像学检查做出腰椎间盘突出症的诊断。

(1)腰痛、下肢痛呈典型的腰骶神经根分部区域的疼痛,常表现为下肢痛重于腰痛。

(2)按神经分布区域表现肌肉萎缩、肌力减退、感觉异常和反射改变4种神经障碍体征中的两种征象。

(3)神经根张力试验无论直腿抬高试验或股神经牵拉试验均为阳性。

(4)影像学检查包括X线片、CT、MRI或特殊造影等异常征象与临床表现相一致。

2.腰椎间盘突出的定位诊断　依据腰部压痛点部位,下肢神经功能检查并结合影像学检查可做出定位诊断。

3.病理类型诊断

(1)膨隆型:纤维环部分破裂,但浅层尚完整,退变的髓核经薄弱处突出,突出物多呈半球状隆起,表面光滑完整。这一类型经保守治疗大多可缓解或治愈。

(2)突出型:纤维环已经完全破裂,退变和破裂的髓核组织由破裂纤维环口处突出至后纵韧带之下,受后纵韧带所约束。突出物多不规则,可与周围组织连接。常需手术治疗。

(3)脱垂游离型:纤维环完全破裂,髓核组织从纤维环破口突出并穿越后纵韧带进入椎管,髓核组织较大并可跨越破裂纤维环间隙。此型不但引起神经根症状,还易压迫马尾神经,非手术治疗往往无效。

(4)Schmorl结节及经骨突出型:前者是指髓核经上、下软骨板的发育性或后天性裂隙突入椎体松质骨内;后者是髓核沿椎体软骨板和椎体之间的血管通道向前纵韧带方向突出,形成椎体前缘的游离骨块。这两型临床仅有腰痛而无神经根症状,无须手术治疗。

(二)临床类型

1.旁侧型腰椎间盘突出　旁侧型腰椎间盘突出多为单侧性,仅患侧出现神经根损害症状和体征,少数可为两侧即在后纵韧带两侧,双侧旁侧型腰椎间盘突出者出现两侧神经根损害症状与体征,无马尾神经损害,此类患者一侧重一侧轻或两侧症状交替出现。

2.中央型腰椎间盘突出　椎间盘从后正中凸向椎管,除压迫附近神经根外还同时压迫马尾神经。患者有腰痛和双下肢根性放射痛,对双下肢肌力和感觉有广泛影响,同时有鞍区感觉减退或消失,以及排大小便功能障碍。男性患者出现性功能障碍。偏中央型突出者,表现一侧症状重,另一侧症状轻;症状也可局限于一侧下肢和一侧鞍区,大小便功能障碍较轻。

3.破裂型和游离型突出　纤维环突然完全破裂,髓核碎块脱入椎管,甚至大块的纤维环和髓核碎块游离进入椎管使神经根和马尾受到广泛、严重的压迫。常由于某种原因如腰部突然用力或扭伤或手法治疗后,症状突然加剧或变成持续性剧痛,休息和任何体位均不能缓解;或麻木区扩大,瘫痪加重;或由原来一侧下肢变为双侧下肢都麻痛无力以及鞍区麻木和排大小便功能障碍,严重者甚至发展为截瘫。

4.复杂和少见腰椎间盘突出

(1)腰椎间盘突出症伴椎管狭窄:腰椎管狭窄指椎管骨性或纤维性狭窄压迫马尾或神经根引起的症状,轻者仅有间歇性跛行,重者神经根和马尾神经损害严重。腰椎管狭窄可单独存在,但大多与腰椎间盘突出症合并存在,并有二者的症状和体征,再加上X线片和CT观察和测量可明确诊断,少数患者需MRI和脊髓造影检查。

(2)腰椎间盘突出症伴腰椎滑脱:腰椎滑脱是相邻腰椎相对滑动和移位压迫神经根或马尾神经引起的。常见原因为椎弓峡部断裂后滑脱(真性滑脱)和椎间组织退变松弛滑脱(假性滑脱)。轻者仅有腰痛,重者有二者的症状体征。腰椎侧位片和CT可显示滑脱程度,斜位片可明确峡部裂诊断。MRI或脊髓造影可显示神经组织受压程度。

(3)高位腰椎间盘突出:高位腰椎间盘突出指的是$L_{3\sim4}$及以上的腰椎间盘突出。往往受累神经多、程度重,症状和体征广泛严重,但定位体征少,股神经牵拉试验和膝反射改变明显。因此对于神经损害范围大、程度重患者应扩大CT检查范围,包括上腰椎,必要时做MRI或脊髓造影检查。

(4)腰椎软骨板破裂:腰椎软骨板破裂系腰椎软骨板后部破裂,软骨板和髓核后移引起腰椎管狭窄和椎间盘突出。X线片可显示软骨板后部凹陷、密度变低或硬化,椎体后上角或后下角出现三角形骨块突入椎间孔或椎管。CT检查具有重要诊断价值,可明确显示软骨板破裂块的部位、大小、骨化程度及移位状况、椎管狭窄和椎间盘突出程度。

(5)极外侧型腰椎间盘突出:指椎间盘突出位于椎间孔内或其外侧,在椎管之外,压迫神经根或脊神经。临床表现为腰痛轻,腿部症状严重,无马尾神经损害症状。与椎管内腰椎间盘突出相比,受累神经根或脊神经高出一个节段。CT检查可发现极外侧型腰椎间盘突出而脊髓造影易漏诊。

(6)髓核破入硬膜囊的腰椎间盘突出症:病情严重,既有椎间盘突出症状又有马尾神经综合征表现。CT和MRI检查可见巨大的中央型突出,占据椎管中央。脊髓造影表现部分或完全梗阻,充盈变浅、中断、缺损。

(7)术后复发和腰椎手术失败综合征:腰椎间盘突出症大多数手术效果较满意,但少数患者症状复发。还有少数患者手术未成功即手术失败综合征,此类情况复杂,一定要做CT检查,必要时做MRI检查以明确引起症状复发的腰椎间盘突出的定位和手术失败原因,才能确定治疗方法。

（三）鉴别诊断要点

1.腰椎管狭窄　腰椎间盘突出往往与腰椎管狭窄同时并存,其发生率可高达40％以上。间歇性跛行是腰椎管狭窄最突出症状,而坐骨神经一般不受累,患肢感觉、运动和反射往往无异常改变。根据临床表现,必要时行 CT 检查或脊髓造影可明确诊断。

2.腰椎结核　腰椎结核一般只有腰痛,很少有根性痛,但存在骨质破坏、椎体压缩塌陷、寒性脓肿等压迫时,可发生类似腰椎间盘突出症的临床表现。患者往往有较明显的全身症状,如低热、盗汗、消瘦、血沉增快等,X 线片可见骨质破坏、椎间隙变窄、腰大肌脓肿等改变。

3.腰椎管内肿瘤　腰椎管内肿瘤可刺激和压迫神经根,引起与腰椎间盘突出症类似的根性痛,也可压迫马尾神经,引起和中央型椎间盘突出症相似的马尾综合征。临床上,腰椎管内肿瘤具有以下几个特点:腰痛呈持续性,夜间尤甚,往往需用镇痛剂才能入睡,脊髓造影可见蛛网膜下隙存在占位性病变,MRI 可证实椎管内肿瘤的存在。

4.腰部急性扭伤　一般病例容易鉴别,但对伴有反射性坐骨神经痛者容易混淆。腰部急性扭伤有以下特点:有明确外伤史,腰部肌肉附着点有明显压痛,局部肌肉封闭后腰痛缓解,下肢痛消失,直腿抬高试验阴性。

5.慢性腰部劳损　腰部慢性劳损多继发于急性腰部扭伤后未完全恢复或无明显急性扭伤,但因工作姿势不良,长期处于某一特定姿势,过度劳累等引起慢性劳损性腰痛。患者劳累后感腰部钝痛或酸痛,可牵涉到臀部或大腿后方,不能胜任弯腰工作。卧床后症状减轻,但不能完全缓解,查体见腰部肌肉附着点处有压痛,一般腰部活动不受限,直腿抬高试验阴性。

四、治疗对策

（一）治疗原则

腰椎间盘突出症治疗分为非手术治疗和手术治疗。非手术治疗是本病的基本治疗方法,90％腰椎间盘突出症患者经非手术治疗后能使症状消失。只有在正规非手术治疗无效或影像学检查显示椎间盘突出已不可逆转、神经根受压严重时才考虑手术治疗。

（二）治疗方案

1.非手术治疗　非手术治疗是腰椎间盘突出症的首选治疗方法,其适应证包括:

(1)初次发病,病程短的患者。

（2）病程虽长，但症状和体征减轻的患者。

（3）经特殊检查发现突出较小者。

（4）由于全身疾患或局部皮肤疾病，不能施行手术者。

（5）不同意手术的患者。

非手术治疗主要包括以下几项：

（1）卧床休息：腰椎间盘压力坐位最高，站位居中，平卧位最低；制动可减轻肌肉收缩和韧带张力对椎间盘的挤压，使椎间盘处于不负载状态，利于椎间盘营养而使损伤纤维环修复，突出的髓核回纳；利于椎间盘周围静脉回流消除水肿；避免活动时腰骶神经在椎管内移动对神经根刺激。

卧床休息是指患者需整天躺在床上，甚至吃饭、洗漱、大小便等日常活动都在床上完成，如患者下地吃饭、洗漱、大小便应尽量缩短时间并带腰围保护，完成此类日常活动后立即返床平卧。床铺以宽大硬板床铺上褥垫为宜，患者平卧后可使脊柱得到充分放松。患者必须卧床直至症状明显缓解，一般需2～3周时间。

（2）药物治疗：由于腰椎间盘突出症所致腰腿痛包含炎性介质因素，故服用非甾体类抗炎药如芬必得、扶他林或COX-Ⅱ特异性抑制剂如西乐葆等是保守治疗重要方法之一。

（3）牵引治疗：牵引治疗通过减轻椎间盘压力，促使髓核不同程度回纳；使脊柱制动减少运动刺激，利于充血水肿消失；解除肌肉痉挛；解除腰椎后关节负荷等机制来达到治疗效果。牵引治疗包括快速牵引和慢速牵引。

（4）物理治疗。

（5）推拿治疗：推拿治疗应由专业人员实施，其手法要轻柔均匀，避免暴力，以免加重症状甚至导致神经损伤。

（6）硬膜外阻滞治疗：硬膜外阻滞治疗通过向硬膜外腔注射含有激素和麻醉镇痛的药物以达到消炎、止痛、预防和治疗神经根粘连并使突出的椎间盘脱水皱缩和改变突出椎间盘与神经根位置，从而使症状缓解。

（7）髓核化学溶解法：适用于较大椎间盘突出、髓核已游离的椎间盘突出症。合并侧隐窝或椎间孔狭窄者，髓核溶解治疗后椎间隙可进一步狭窄，导致症状加重。

禁忌证包括对番木瓜过敏及其对微生物过敏；合并脊柱滑脱；严重进行性神经损害或疑有脊髓和马尾肿瘤；曾经接受过化学髓核溶解治疗；如曾行脊髓造影则至少应于造影后1周行髓核溶解治疗。

2.手术治疗

(1)常规腰椎间盘髓核摘除术

手术适应证：①症状重，影响工作和生活，经保守治疗 3～6 个月无效或加重；②有广泛肌肉瘫痪、感觉减退以及马尾神经损害者(如鞍区感觉减退及大小便功能障碍等)，有完全或部分瘫痪者，这类患者多属中央型突出或系纤维环破裂髓核脱入椎管，形成马尾神经广泛压迫，应及早行手术；③伴有严重间歇性跛行多同时有腰椎管狭窄或 X 线片及 CT 显示椎管狭窄症，非手术不能奏效；④急性腰椎间盘突出症根性痛剧烈，无法缓解且持续加重者。

手术禁忌证：①腰椎间盘突出症合并重要脏器疾病不能承受手术者；②腰椎间盘突出症初次发作，症状轻微经非手术治疗可获缓解，对其工作和生活影响并不严重者；③腰椎间盘突出症诊断不明确，影像学也未见有椎间盘突出的特征表现者。

(2)内镜下腰椎间盘切除术：内镜技术的应用使得经皮腰椎间盘切除术可以在影像系统监视下进行精确定位、适量切除和有效减压。

①后外侧经椎间孔入路椎间盘镜：切除突出的椎间盘甚至切除增生的骨赘、关节突关节，椎间孔成形，侧隐窝减压，直接解除对神经根的压迫。由于可工作区间包括椎间孔外，经椎间孔到达椎管内，因此通过此入路可处理极外侧型、椎间孔内和旁中央型椎间盘突出。手术总有效率在 75%～90%。临床常用的有 YESS 和 KESS 系统。

手术适应证与开放手术相同。禁忌证有非椎间盘病变所致腰腿痛，如严重脊柱退变、腰椎管狭窄、脊柱不稳等；中央型椎间盘突出且有严重钙化；曾行开放手术椎管有粘连者，复发性椎间盘突出症，由于再次手术或取出再次突出的椎间盘有可能导致硬膜撕破；马尾综合征者；游离型移位明显的椎间盘突出。

常见并发症有椎间隙感染、神经损伤，其他血管损伤、肠管损伤、腰大肌血肿等与器械有关的并发症均较少。

②后路椎间盘镜：其手术方式与常规椎间盘突出手术方式相同，具有到达病变距离最短、损伤组织最小的特点，能直视下保护神经组织，检查神经根受压范围，可完成神经根充分减压的目的。适用于单节段旁中央突出、脱出及椎管内游离型椎间盘突出等，还可以同时进行侧隐窝扩大等椎管减压术。禁忌证有椎管内占位病变；3 节段以上椎间盘突出；同节段有手术史；中央型或双侧压迫；有严重骨质增生所致根管骨性狭窄；椎管狭窄严重粘连；有严重骨质增生所致椎管根管骨性狭窄及严重粘连和多个椎间盘受累以及需要椎管扩大的范围较大者；肥胖患者或腰背肌过于发达者。常见并发症有椎间盘炎、椎管内感染、术后神经根水肿。

第五章　关节疾病

第一节　肩关节疾病

一、肩关节周围炎

(一)概述

肩关节周围炎是肩峰下滑囊、冈上肌腱、肱二头肌长头腱及其腱鞘以及盂肱关节囊等不同部位炎症的总称,临床上好发于 50 岁左右的中老年人,故又称"五十肩"。另因本病急性期可出现肩关节周围疼痛、肌肉痉挛,又称"冻结肩"。中医传统上又称为"凝肩"或"漏风肩"。

(二)诊断步骤

1.病史采集要点

(1)一般情况:性别,年龄。

(2)症状特点:起病情况、疼痛部位、性质,休息时痛还是活动时痛,有无夜间痛,有无晨僵,疼痛部位是固定还是游走,间歇还是持续,疼痛与冷热的关系,有无其他部位疼痛。

(3)既往史:有无肩部外伤史,有无过度使用肩关节史,有无其他关节疼痛。

2.体格检查要点

(1)一般情况良好。

(2)局部检查外观:关节周围有无红肿,肌肉有无萎缩、畸形。触诊:皮温有无升高,有无包块,压痛的部位及程度,关节周围肌肉紧张度,活动时有无摩擦感;关节活动:肩关节各方向主动活动范围及活动痛,被动活动范围,特别注意屈、展活动受限情况,有无疼痛弧等。

3.辅助检查要点　主要是 X 线平片及关节造影检查,必要时可行关节镜检查。X 线平片注意观察有无骨质疏松或骨质破坏的情况,关节面情况,有无钙化影等。关节造影可测量肩关节腔的容积,关节腔压力,各滑囊、二头肌腱鞘充盈情况。

实验室检查对本病没有诊断意义。

(三)诊断对策

1.诊断要点

(1)病史及症状特点:多见于中老年,右肩多见。以肩关节周围疼痛为主要症状,初期疼痛可较轻或在完成某一动作时才出现。随着病情发展,疼痛可逐渐加重,夜间休息时亦不缓解,急性期疼痛可较剧烈,患者不能向患侧侧卧。疼痛遇热时可减轻,受凉后可加重。病程后期疼痛可自行缓解。

(2)局部表现:肩关节外观一般无明显异常,病程长者可有轻度肌肉萎缩。依病变主要部位不同,可出现肩关节周围多处压痛,常见压痛点为喙突、肩峰下、结节间沟、四边孔、三角肌止点处等,在病程过程中,压痛点并不恒定,可游走。肩关节各方向活动均可出现明显受限,以外展前屈及旋转受限较明显,患者穿衣、梳头、举臂、触摸后背等动作均困难。病程后期,可出现冈上肌、冈下肌、三角肌等肌肉萎缩。冈上肌腱炎时可在患臂上举 60°～120°内出现疼痛弧。二头肌腱长头腱炎时 Yergason 试验阳性。急性期肩峰下滑囊可肿胀积液。

(3)辅助检查:X 线平片早期可无改变,病程后期可出现肩峰下及大结节处骨质疏松,有钙化性肌腱炎或滑囊炎时,可见病变处钙化斑。关节造影对本病诊断较有价值,可发现关节腔容积减少,压力增高,肩峰下滑囊消失,肱二头肌长头腱鞘显影不良。冈上肌腱破裂时可见盂肱关节与肩峰下滑囊相通。关节镜下可见盂肱关节囊纤维化,关节腔内粘连,滑膜间隙皱襞消失,关节容积减少,腔内可见纤维条索及碎屑。

2.临床类型及分期　随着对肩周炎病因病理的研究不断深入,肩周炎的诊断已不能反映疾病的准确情况,对肩周疼痛进行更精确的定性定位诊断已成为共识。有学者认为肱二头肌长头腱病变、冈上肌腱炎、钙化性肌腱炎、喙突炎、三角肌结节炎等,在临床上各有特色,均为独立疾病,但是另一方面,在肩周炎的病程中,可出现多处的疼痛及压痛,且压痛处并不恒定,而可以游走,这又提示了各病变之间是相互联系,不能截然分开的。

根据不同的临床特点,一般可将肩周炎分为冻结肩、肱二头肌长头腱炎及腱鞘炎、喙突炎、肩袖病变及肩峰下滑囊炎、钙化性肌腱炎或滑囊炎、肩锁关节病变 6 种类型。临床上以冻结肩、喙突炎及肩袖病变最为常见。

3.鉴别诊断要点　根据病史、体征诊断一般不难,但有时需与下列疾病鉴别。

(1)肩关节化脓性炎症:肩周炎发生钙化性肌腱炎时,可出现肩前剧烈疼痛,红肿,需与肩关节化脓性炎症相鉴别,根据患者全身情况,血常规,X 线平片可资鉴别。

（2）肩关节周围肿瘤：早期可出现肩周隐痛，但活动受限较少，详细查体，X线、CT、MRI等，可鉴别。

（3）肩袖损伤：多有明确外伤史，一般年龄较轻，疼痛及压痛较局限，肩关节活动受限范围较小，疼痛弧征阳性等，可鉴别。

其他，如心脏病、颈椎病、损伤性关节炎、痛风等均可出现肩周疼痛，详细的病史收集及查体一般可以鉴别。

（四）治疗对策

1.治疗原则　缓解疼痛，缩短病程，恢复功能。

2.治疗方案

（1）一般治疗：本病为自限性疾病，一般均能自行好转而痊愈，应使患者明白本病的过程及转归，树立战胜疾病的信心。病程早期可结合功能锻炼及理疗，急性期应休息、制动，慢性期以功能锻炼为主。整个病程中，局部保暖对缓解疼痛都有重要作用。

（2）药物治疗：疼痛明显者可口服NSAID类、镇痛药、活血化瘀中药等。也有用外用消炎止痛膏剂及软膏剂以缓解疼痛，并改善休息及睡眠。

（3）关节囊穿刺及封闭治疗：压痛点明显时可行痛点封闭，腱鞘炎或滑囊炎急性期可行穿刺放液、冲洗及封闭。

（4）手法松解：上述治疗无效的患者，可于全麻下行手法松解。

方法：由助手固定肩关节，术者托住患臂肘部，前后左右各方向先稍作活动，再慢慢用力前屈后伸患臂，行矢状面松解，然后再慢慢外展、内收患臂，行冠状面松解。最后作内外旋动作，行轴向松解。松解过程中可听见粘连撕开声。松解达正常活动范围后，穿刺关节腔，抽出积血，注入糖皮质激素及透明质酸钠等，以防止继发粘连。术后三角巾悬吊，第2天即可行肩部功能锻炼。持续2～3个月，效果较好。

（5）手术治疗：本病为自限性疾病，一般均可自行缓解，手术指征较少。对粘连和挛缩严重、保守治疗无效的病例可考虑手术。常用手术方法有肱二头肌长头腱固定或转移术、喙肱韧带切断术、肩关节关节囊粘连松解术、冈上肌腱破裂修补术、陈旧性钙化性腱鞘炎钙化斑块摘除术等。

二、肩袖撕裂

（一）概述

肩袖是由冈上肌、冈下肌、肩胛下肌和小圆肌的肌腱在肱骨头前、上、后方形成的袖套样结构，其中冈上肌腱经盂肱关节上方止于肱骨大结节近侧，冈下肌腱由盂肱关节后方止于肱骨大结节外侧中部,肩胛下肌腱由盂肱关节前方止于肱骨小结节内后侧,小圆肌腱由盂肱关节后方止于肱骨大结节后方。肩袖的共同功能是静止时保持肱骨头的位置,运动时保持盂肱关节的稳定,保持盂肱关节成为运动的旋转轴心和支点。

(二)诊断步骤

1.病史采集要点

(1)病史:年龄,性别,职业(有无从事肩部活动量大的职业),有无肩关节急性损伤史或反复性或积累性损伤史。

(2)症状特点:起病是突然还是慢性,疼痛部位、性质,有无夜间痛,持续还是间歇,疼痛与肩关节位置的关系。

2.体格检查要点

(1)一般情况良好。

(2)局部检查外观:有无畸形、肿胀,有无肌肉萎缩。触诊:压痛部位及范围、程度,皮温有无增高;关节活动:各方向主动及被动活动范围,有无活动受限及程度;特殊检查:肩坠落试验、疼痛弧征、肩撞击试验、关节内摩擦音等。

3.辅助检查要点　　X线平片及上举过程动态位片可显示关节形态、间隙、骨质情况,关节内有无游离体,上举过程中大结节与肩峰的对应关系。

关节造影显示有无造影剂的溢出及溢出部位,范围。另可行 MRI、B 超等检查。

(三)诊断对策

1.诊断要点

(1)病史及症状特点:多有肩部外伤史或反复性累积性损伤史,疼痛常位于肩前方,急性期疼痛剧烈,呈持续性,慢性期呈钝痛,肩部活动后加重,常有夜间痛。

(2)体征:外观一般无异常,病程长者,可有肩部肌肉不同程度萎缩;肩关节活动受限,肩主动外展及前屈范围一般小于 $45°$,但被动活动范围无明显受限,病程长者,各方向活动范围均受限,以外展、外旋、上举明显。

(3)特殊体征:肩坠落试验:被动抬高患肩至 $90°\sim120°$,去除外力,患肩不能自主支撑而坠落并伴疼痛即为阳性。撞击试验:向下压迫肩峰,同时被动上举患臂,肩峰下间隙出现疼痛或伴有上举不能时,为阳性。疼痛弧征:肩袖挫伤或部分撕裂者,患臂上举 $60°\sim120°$ 时出现肩前方或肩峰下区疼痛为阳性,完全撕裂者外展不超过 $45°$。盂肱关节内摩擦音:常由肩袖断端的瘢痕组织引起。

(4)辅助检查:X线平片对本病诊断意义不大,但能排除其他疾病。关节造影如发现盂肱关节内的造影剂漏入肩峰下滑囊或三角肌下滑囊,则可明确诊断,根据造影剂漏出的部位及范围,还可判断裂口的大小。MRI 对肩袖损伤的显示较敏感,但应注意假阳性。B 超对肩袖损伤能清楚显示,可见肩袖断裂部位的缺损或萎缩,以及损伤周围的水肿、增厚。对可疑的病例可行关节镜检查,镜下可直视观察裂口的部位及大小。

2.肩袖损伤的分度 肩袖损伤可按不同的方式分类,包括急性、慢性,部分损伤、全层损伤,创伤性损伤、退行性损伤等。一般可根据损伤程度分为肩袖部分断裂及完全断裂。

3.鉴别诊断要点

(1)肩周炎:也可有肩部外伤史,疼痛,活动受限等表现,且部分肩周炎患者存在有肩袖的病变,容易混淆。但本病患者一般年龄较大,病史长,慢性发病,关节活动受限范围广,压痛点亦较广泛,可资鉴别。

(2)肩袖间隙分裂:肩胛下肌与冈上肌在喙突外侧处的肌间隙称为肩袖间隙,与一般的肩袖断裂相比,肩袖间隙分裂在病因、病理及预后等方面均有不同特点。其鉴别点为:肩袖间隙的压痛点局限于喙突外侧,盂肱关节有不稳的表现,臂上举前后位片可显示盂肱关节滑脱,关节造影可见造影剂出现在肩袖间隙部位。

(四)治疗对策

1.治疗原则 消除疼痛,恢复肩袖的结构和功能。治疗方法的选择取决于肩袖损伤的类型及病理改变。

2.非手术治疗 肩袖挫伤、部分断裂以及完全断裂的急性期一般采用非手术治疗。对挫伤者急性期应制动、休息、理疗等以缓解疼痛及肿胀,疼痛缓解后即可进行康复训练。

对部分断裂或完全断裂的急性期应做上肢零位(上肢上举及前屈各 155°)牵引制动 3 周,同时行床旁物理治疗。也可在牵引 1 周后改为石膏固定,以便于活动。

3.手术治疗

手术指征:肩袖广泛撕裂的年轻患者;非手术治疗无效肩袖撕裂。手术前必须完全恢复患肩的活动度以免术后出现严重的关节僵硬。

手术方法:对于小的或中等大小的撕裂且不伴有断端的明显回缩时,可于上臂外展位直接修复或将近端缝合于肱骨大结节处骨槽内。一般需同时行肩峰成形术以防术后粘连及撞击。对于大型或广泛的撕裂,不能直接修复者,可行肩胛下肌肌瓣上移或冈上肌肌瓣向外侧推移修复缺损。也可利用人工材料移植修复缺损。

术后处理:外展位制动 3 周后开始行被动功能锻炼,术后 6 周开始主动活动。

3个月内避免患肢提举重物。

三、肩关节不稳定及复发性肩关节脱位

（一）概述

肩关节是人体活动范围最大的关节，也是最不稳定的关节之一，其脱位约占全部关节脱位的50％。肩关节肱骨头与关节盂之间无内在稳定性，主要依靠其韧带组织、关节囊以及周围肌肉保持其稳定性。无论是发育不良还是损伤原因所致的骨结构缺损、盂唇病变、关节囊及韧带松弛，肩周围神经或肌肉麻痹等原因都可导致肩关节不稳定，在轻微外伤或日常生活动作中即可引起脱位。

（二）诊断步骤

1.病史收集要点

（1）年龄、性别：有无外伤史及外力大小，有无类似病史及其发生的多少。

（2）症状及其特点：有无肩部疼痛、麻木，疼痛的部位、范围，与肩关节活动的关系，有无弹响及疲劳感。

2.体格检查要点　应充分暴露，双侧对比，注意有无畸形，有无肌肉萎缩，肩峰下是否空虚，有无压痛及其部位，肩关节活动范围及肌力，活动时有无弹响及震动感，有无关节过度松弛的体征，其他关节有无松弛的表现。

3.辅助检查要点　X线检查可显示肩关节外形，前后位及穿胸位可显示脱位，患臂上举位及悬臂向下牵引位可显示有无关节松弛。盂肱关节轴位片有助于发现肩盂形成不良或后下缘缺损。CT可显示肱骨头有无骨缺损、后倾角大小、肩盂的斜角及肩袖断裂。MRI对显示软组织损伤敏感，可诊断肩袖损伤及关节囊松弛。关节镜检查可直接观察关节内不稳定的病理因素，对于神经或肌肉原因所致者，还应该行肌电图检查。

（三）诊断对策

1.诊断要点　对于急性脱位者，症状、体征典型，结合X线片，诊断容易。而对于仅有不稳，尚未脱位或慢性脱位者则应根据症状、体征结合病史及辅助检查作出诊断。

（1）病史及症状特点：本病好发于青年，25岁以下多见，40岁以上则少见，男女发病比为（4～5）：1，右侧多于左侧，双侧者约占10％，复发可有数次至数十次，少数患者能自行复位。

平时主要以肩部钝痛为主，运动或负重时症状加重，部分患者可有肩部疲劳感及肩周麻木感。

(2)体征:急性脱位者有典型体征:肩峰下空虚,Dugas 征阳性等。未脱位时肩关节主、被动活动范围可无障碍,部分患者活动时可有弹响感,肩前方及前下方或喙突外侧等处可有压痛,压痛部位常提示病变部位,前后方向推肱骨头或向下牵拉上臂,出现肱骨头明显移动者,可诊断肩关节不稳并可判断不稳的方向。

(3)辅助检查:急性脱位者,X 线片可见肱骨头脱位,对于未脱位者,肩的前后位 X 线片,肱骨头略内旋,有助于显示肱骨头外后上方的缺损,如有则支持复发性脱位的诊断;患臂上举位前后位片,如有盂肱关节的滑脱现象,则支持盂肱关节不稳定;患臂下垂、向下牵拉位前后位片,如有肱骨头明显下移,则提示肩关节下方不稳定。盂肱关节轴位 X 线片有助于发现肩盂形成不良或后下缘缺损,并可了解肱骨头与肩盂的解剖关系,观察肱骨头中心点是否偏离肩盂的中轴线,关节造影可显示关节囊前后壁的松弛和膨胀,在前后位相,向下牵拉肩关节并内旋时,可见造影剂集聚于肱骨头上方。

CT 可显示肱骨头的后倾角、肩盂倾斜角,肱骨头外后上方的缺损等骨性结构的异常,并能显示肩袖的完整性。MRI 对显示肩袖断裂及关节囊松弛较好,B 超能显示肩袖断裂,关节镜能直视下观察一些关节内不稳定的因素,如肩袖损伤、盂唇撕脱、Bankart 病变以及肩肱韧带松弛,关节囊松弛等。也能发现继发性关节不稳的肱骨头软骨破坏、滑膜增生及血管翳等。

2.临床类型　根据病因及病理可分为:先天性或发育性肩关节不稳定;外伤性肩关节不稳定;麻痹性肩关节不稳定;特发性肩关节松弛症及随意性肩关节脱位等。

根据脱位的程度可分为半脱位及完全性脱位两种。

根据脱位与外伤的关系分为外伤性脱位及非外伤性脱位。

根据肱骨头脱出的方向可分为前后方向、上下方向、内外方向等不稳定以及轴向旋转不稳定。

(四)治疗对策

1.治疗原则　复位关节,消除症状,针对病因,重建关节稳定性。

2.非手术治疗　对非创伤性关节脱位及创伤性关节脱位发病时间不长的,可予复位后行三角巾悬吊 3 周,然后进行肩周肌肉锻炼。对于随意性脱位、一个以上方向脱位,或有精神因素时,应视为手术的禁忌证,选择非手术治疗。

3.手术治疗　对于脱位频繁、影响工作或生活,保守治疗无效的患者可采用手术治疗。手术主要有以下几种:①修复缝合关节囊;②重叠紧缩关节囊及肩胛下肌;③骨挡手术;④恢复肌力平衡;⑤纠正发育畸形。手术方式的选择应根据不稳的原因及存在的病理因素而选择其中一种或结合应用。

四、肱二头肌腱断裂

(一)概述

肱二头肌长头以腱起于肩胛骨盂上结节,从肱骨头前面紧贴关节囊走行于肱骨结节间沟,向下移行为肌,短头以腱起自喙突,两头汇合后向下跨过肘关节止于桡骨粗隆,其中长头腱细长,且行程长,长期反复摩擦后易发生退行性改变,在此基础上遇肱二头肌用力收缩时易发生断裂。故肱二头肌长头腱断裂多发生于中老年人,断裂部位多在肌腱穿出关节囊处的下方,年轻人发生的肱二头肌长头腱断裂多因在无准备的情况下抗阻力强力屈肘所致,断裂部位多在肌和腱的移行部,常见于运动员。肱二头肌短头腱及远端腱性部分断裂少见。

(二)诊断步骤

1.病史采集要点　年龄,性别,有无突然用力,有无肩部不适的病史,肩部疼痛的部位、性质,是突然出现还是慢性发生。

2.体格检查要点　应注意双侧对比检查:

(1)局部有无畸形,有无肿胀及部位、程度,屈肘时肱二头肌肌腹的隆起程度。

(2)压痛的部位及范围,肱二头肌肌腹的张力。

(3)肩、肘关节的活动范围、力量有无变化,活动时有无疼痛。

3.辅助检查要点　B超可显示肌腱断端。X线检查以排除骨骼病变。肩关节造影可明确诊断。

(三)诊断对策

1.诊断要点

(1)病史特点:中老年人多见,多有搬运重物或频繁使用上臂或肩部劳动的病史,在用力屈肘后出现肩部疼痛、肿胀,或瘀血斑,年轻人多发生于运动员在突然强力屈肘时,可听见肌腱断裂的响声,同时肩部剧痛,屈肘时加重。

(2)体征:肩前方结节间沟处压痛,急性期可有肿胀、瘀血,肱二头肌肌腹张力下降,肿胀消失后上臂前侧可出现一个凹陷区,前臂旋后用力屈肘时,两侧肱二头肌外形不对称,肩关节活动范围可无明显受限,屈肘及前臂旋后力量可稍弱于健侧。

(3)辅助检查:肩关节造影可见造影剂从结节间沟处关节囊内流出,结节间沟X线切线位像可见结节间沟缘尖锐的骨刺或狭窄。B超检查有助于诊断。

2.临床类型　根据断裂的程度可分为完全断裂和不完全断裂,根据发病的急缓可分为急性断裂和慢性断裂。

3.鉴别诊断要点 根据典型病史及体征,本病诊断不难,但慢性断裂者症状不典型,有时仅有肩部不适,轻度疼痛,应与肩周炎及肩关节扭伤相鉴别。前者病程较长,压痛点广泛,且肩关节活动受限明显,但屈肘时双侧肱二头肌外形对称;后者可在上臂突然用力后出现,肩部疼痛,肱二头肌腱处压痛,但肱二头肌收缩时外形正常。

(四)治疗对策

1.非手术治疗 肱二头肌长头腱完全断裂后近期屈肘及前臂旋后力量可下降10%～20%,但晚期肌力无明显影响,故对力量要求不高的中老年患者可行保守治疗,患肢悬吊制动数日,疼痛消失后即可开始行功能锻炼。

2.手术治疗 对于年轻患者、对屈肘和前臂旋后力量要求高或对外观要求高的患者,可行手术修复。手术方法:可将远侧断端直接缝合于结节间沟周围的软组织或固定于骨上,如断端较长也可固定于喙突上,并与短头做侧面缝合。关节囊内部分肌腱可切除。术后处理:屈肘位固定 3 周,开始功能锻炼,术后 12 周内避免用力屈肘及提举重物等动作。

第二节 肘关节疾病

一、肘内外翻

(一)概述

解剖学上肱骨纵轴与尺骨长轴的延长线,构成向外开放的 165°～170°角,其补角为 10°～15°,即为提携角。此角大于 20°为肘外翻;小于 0°～10°为肘内翻;0°～10°时为直肘。但临床上将直肘亦归入肘内翻范畴。肘内、外翻病因相似,包括肱骨远端骨折畸形愈合及由于外伤、感染等原因所致的骨骺生长障碍。

(二)诊断步骤

1.病史采集要点

(1)既往有无肱骨外伤或感染等病史。

(2)肘关节是否存在畸形,程度如何,是否困扰患者工作、生活。

(3)病史有多长,近期有无合并肘关节疼痛,间歇出现还是持续存在,与活动的关系,休息后疼痛可否缓解,有无关节活动时的摩擦音。

(4)肘外翻患者尚应询问有无出现手部肌肉萎缩、无力及尺神经支配区麻木、刺痛或其他感觉异常。

2.体格检查要点

(1)局部检查

1)肘内翻

①前臂提携角改变。

②注意有无外伤后肘关节僵硬或屈曲挛缩等其他畸形合并存在。

③晚期病例出现肘关节过伸、过屈位疼痛,活动范围受限等表现。

2)肘外翻

①前臂提携角改变。患肢常处于屈肘旋前位,以减轻肘外翻畸形外观。

②注意有无外伤后肘关节僵硬或屈曲挛缩等其他畸形合并存在。

③病史较长者可出现迟发性尺神经损伤相关体征,如爪形手畸形,骨间肌萎缩,掌骨间可见沟状凹陷;拇指不能内收,其余各指不能内收及外展;尺侧一个半指皮肤浅感觉减退;夹纸试验(＋)等。

④晚期病例出现肘关节过伸、过屈位疼痛,活动范围受限等表现。

(2)特殊检查:体外测量前臂提携角大小、Tinel's 征等。

(3)全身情况:可注意有无其他全身畸形存在,以协助确诊先天性肘外翻畸形等遗传性疾病。

3.辅助检查要点

(1)实验室检查:需手术病例行术前常规检查,除外全身性疾病或其他不能耐受手术的情况。

(2)影像学检查

1)双侧均需照 X 线片以便将患侧与健侧比较,在上肢完全伸直及旋后的条件下测量肱骨与尺骨纵轴的夹角作为肘内/外翻的角度,并用以进一步测算截骨的角度及厚度。

2)其他可用以指导治疗的影像学指标

①外侧髁指数(LPI):用于肘内翻患者术前、术后畸形程度的评估。测量时,在肘关节正位片上,首先确定肱骨外侧髁顶端(A)和内侧髁顶端(C),经肱骨髓腔中点的肱骨长轴轴线与 AC 连线的交点为 B,LPI＝(AB−BC)/AC×100。

②内侧髁指数(MPI):用于肘外翻患者术前、术后畸形程度的评估。测量时,在肘关节正位片上,首先确定肱骨外侧髁顶端(A)和内侧髁顶端(C),经肱骨髓腔中点的肱骨长轴轴线与 AC 连线的交点为 B,MPI＝(CB−BA)/CA×100。

③Baumann 角的测量:有助于在骨折后屈肘位固定时早期提示肱骨远端的内

倾,便于肘内翻的早期诊断。它是肱骨干长轴与通过肱骨小头骺板的轴线的夹角,正常接近 75°。若该角度增大,则提携角减小。Baumann 角较健侧增加 10°以上提示肱骨远端骨折应重新复位。

(三)诊断对策

1.诊断要点及依据

(1)有相应的外伤或感染病史。

(2)存在肘部外观畸形。

(3)X 线检查可确立诊断。

2.临床类型

(1)根据病因分型

①先天性肘内/外翻畸形。

②创伤后肘内/外翻畸形。

③肘外翻还可继发于桡骨小头切除术后。

(2)因目前对肘外翻或肘内翻畸形需要达到多少度才是手术适应证尚未达成共识,故暂时尚无广为接受、可指导治疗方向的分级或分型标准。

(3)迟发性尺神经炎的分级:Dellon 提出的肘部尺神经损伤程度的分级标准为较多文献作者采用。

3.鉴别诊断要点　来诊时一般已有外观畸形,X 线检查即可确诊,一般不需鉴别诊断。

(四)治疗对策

1.治疗原则　影响外观的严重畸形均可进行截骨手术,保守治疗对矫形无效,出现迟发性尺神经炎者需单独或在截骨矫形术的同时行尺神经前移术。

2.治疗方案

(1)非手术治疗:仅指对部分出现轻度肘关节骨性关节炎表现却不能或不愿手术者进行对症止痛及物理治疗。

(2)手术治疗

1)手术指征:因肘内翻为非生理状态,对外观影响明显,只要家长或成年患者本人要求进行矫形手术均可予以考虑;若出现肘关节骨性关节炎表现则应积极行矫形手术。亦有学者提出内翻角>8°可作为截骨手术的相对适应证。

轻度肘外翻可不予处理,明显畸形患者要求纠正可予手术,如继发尺神经损伤表现可单独或在截骨矫形术的同时行尺神经前移术。

2)手术时机:畸形稳定 2 年以上者即可手术,但一般主张在 7 岁以上才手术,可减少术后复发的机会。

3)手术方式:对于肘内、外翻的矫形手术而言,截骨形式多样,亦有关于不同入路的报道,但仍以下列楔形截骨手术最简单、实用且经验成熟。

①肘内翻肱骨髁上楔形截骨术

a.主要原理是通过截除肱骨远端三角形骨块,恢复肘关节的生理性力线。

b.手术方法:臂丛或全身麻醉;肘关节外侧切口,自肱桡肌与肱三头肌之间暴露肱骨髁上;按术前测量结果截骨;交叉克氏针或钢板(成人)内固定;截除骨质粉碎后回植于截骨线周围;留置引流,逐层缝合。

c.手术关键环节:理想截骨平面选择于关节囊附着部上方,鹰嘴窝上缘上方0.5~1cm;矫正角度应该是术前测量的内翻角加上健侧提携角;近侧截骨线斜行,远侧截骨线应平行于肱骨关节面;截骨时保留内侧少许皮质及骨膜,以利于术后愈合,然后再手法折骨;如同时有屈曲或过伸畸形,可于截骨时在肱骨髁上的后方或前方适当截去部分骨质。

②肘外翻肱骨髁上楔形截骨术:手术原理和步骤大致同上,一般采用内侧入路,注意首先找到并保护好尺神经,截骨术后同时行尺神经前移术。

③尺神经松解移位术

a.主要目的和原理是通过缩短尺神经走行径线,降低其张力以缓解损伤性神经炎。

b.手术方法:臂丛麻醉;以尺神经沟为中心,做长 6~8cm 纵行切口;细心切开肱骨内上髁与尺骨鹰嘴间的深筋膜,显露并游离足够长度的尺神经,以能无张力移至内髁前方为止;必要时可在显微镜下切开神经外膜作膜内松解;切开内髁前面深筋膜,将游离尺神经移至内髁前皮下,缝合筋膜固定神经,注意避免神经再受压迫。

4)主要术中并发症的预防与处理

①尺神经损伤:注意避免手术中过于粗暴的操作,特别是肘外翻截骨手术中,宜先找到并保护好尺神经,截骨术后也应行尺神经前移术。

②畸形矫正不足或过度:应在术前对照 X 线片剪成图样,设计好截骨线,准确测量截骨角度及厚度。术中完成截骨及初步固定后,宜透视明确截骨效果。

(五)术前准备

1.入院后检查项目　术前常规检查,除外全身性疾病或其他不能耐受手术的情况,当然需完成上述影像学检查。

2.术前专科准备事项　尺神经前移手术无须特殊准备。肱骨髁上截骨术术前应在 X 线片上设计好截骨位置、角度及厚度。

(六)术后观察及处理

1.术后一般处理　截骨术后于截骨线旁留置胶管引流,尺神经前移术可根据渗血情况不放或仅放置胶片引流。术后可稍抬高患肢。

2.术后专科处理　屈肘90°前臂旋转中立位石膏外固定,交叉克氏针一般于术后6～8周拔除。

3.术后并发症的观察与处理

(1)感染:注意围手术期的预防感染措施,加强无菌观念,定期换药时注意伤口表现。

(2)血运障碍:注意观察患肢末梢血运、感觉,屈肘固定时不要超过90°。一旦出现血运障碍应尽快松解敷料及石膏,如仍无效果,必要时需切开减压并探查。

(3)矫正不足或矫枉过正:主要应在术前于图样上设计好截骨线,有条件者在术中透视观察截骨效果。

(4)关节功能障碍:尽量缩短外固定时间,拆除石膏后加强功能锻炼。

(5)内固定物松脱:及时拆除内固定物。

(6)术后畸形复发:随着儿童肘关节骨骺生长发育不平衡,逐渐术后正常的肘关节又可能出现肘内、外翻畸形,必要时可再次行矫形手术。

(七)疗效评价

肱骨髁上截骨的疗效评估可参照以下标准。

优秀:肱-尺角较对侧(健侧)相差＜5°,肘关节活动度损失≤5°,无并发症出现。

良好:肱-尺角较对侧(健侧)相差介于6°～10°,肘关节活动度损失介于6°～10°,术后有影响外观的瘢痕或出现其他继发畸形,如S型畸形。

差:术后任何时候,遗留的肘外翻角或内翻角较健侧差别＞10°,或与术前体查结果比较,任何方向上的活动度损失＞10°。

(八)出院随访

1.出院带药　术后出院可按一般骨折术后患者带药处理。

2.注意事项　注意石膏并发症的预防,按时回院复诊,拆除外固定后积极功能锻炼。

3.复查项目及时间周期

(1)儿童患者应随诊至青春发育期结束,成人应随诊至截骨处愈合。

(2)随诊时应检查肘关节外观、活动范围及提携角大小,并复查X线照片。

4.随访规范化　随诊时应准确测量肱骨纵轴与尺骨纵轴的夹角,记录每次随访时的结果并与术前、术后比较,了解矫形效果及有无畸形复发,根据上述疗效标准评估截骨疗效。

(九)预后评估

多数患者截骨术后都能达到优秀或良好的标准,少数患者可复发畸形。尺神经前移术后神经功能多数可逐步恢复。

二、网球肘

(一)概述

"网球肘"即肱骨外上髁炎,是伸肌总腱起点处的一种慢性撕拉伤,好发于网球运动员及家庭妇女等。其基本病理变化是慢性损伤性炎症,表现为外上髁尖部筋膜、骨膜炎或外上髁与桡骨头之间的肌筋膜炎、肱桡关节滑膜炎。

(二)诊断步骤

1.病史采集要点

(1)有无相关职业史。

(2)肘关节疼痛特点

①疼痛部位:是在肘外侧还是内侧,有无向患肢远端放射?

②疼痛与活动的关系:用力握拳、伸腕等动作时疼痛有无加重,如反手击球、拧毛巾等?

③疼痛时间及程度:是否在劳作后出现,近期有无加重?

2.体格检查要点

(1)一般情况:全身情况良好。

(2)局部检查:主要阳性体征为肱骨外上髁、桡骨头或二者之间有局限而明显的触痛,局部皮肤一般无红肿等炎症表现,肘关节活动度正常。

(3)特殊检查:Mill's 征阳性。

3.辅助检查要点

(1)实验室检查:血常规无感染表现。

(2)影像学检查:肘关节 X 线检查一般正常。

(三)诊断对策

1.诊断要点及依据   主要依靠临床表现。

(1)慢性起病,多无急性损伤病史,有相关职业史或经常重复致病动作。

(2)肘关节外侧疼痛,握物、伸腕、前臂旋前等动作时疼痛可加重。

(3)肘关节外侧触痛,但局部皮肤无炎症表现。

(4)Mill's 征阳性。

2.临床类型　暂未见报道相关分型或评分系统。

3.鉴别诊断要点

(1)骨间背神经卡压症(旋后肌综合征):两者有时临床表现近似,甚至可同时存在,临床上若肱骨外上髁疼痛顽固性存在时应考虑骨间背神经卡压症的可能。

①骨间背神经卡压症疼痛沿桡神经向上臂及前臂放射,"网球肘"则疼痛一般较局限于外上髁附近。

②骨间背神经卡压症在前臂旋后时肘部痛,而"网球肘"旋前时疼痛明显。

③中指伸直试验:骨间背神经卡压症患者,令其伸直肘关节,并中指伸直抗阻力时,患者肘部疼痛可加重。

④骨间背神经卡压症可有 EMG 阳性发现(神经源损害及神经传导速度减慢),"网球肘"则无。

⑤诊断性局部封闭:可通过肱骨外上髁局部封闭观察疼痛有无缓解进行鉴别。

(2)肱桡滑囊炎

①有急性损伤病史。

②局部皮肤泛红,肿胀明显,肘关节伸屈及前臂旋前、旋后均可受限。肿胀及活动限制范围均较"网球肘"明显。

③穿刺可见肿胀部清亮液体。

④X 线检查有时可于肱桡关节外侧看到钙化斑块及增大软组织影。

(四)治疗对策

1.治疗原则　一种自限性疾病,保守治疗多能奏效,极少数病例手术治疗。

2.治疗方案

(1)非手术治疗

1)限制致伤活动,纠正不良姿势,必要时石膏托制动。

2)对暂时不能中断训练的运动员要适当减少运动量,同时在桡骨头下方伸肌上捆扎弹性绷带或使用护肘、护腕,可减少腱起点处的牵张应力。

3)针灸、磁疗及各种理疗手段对部分患者有一定疗效。

4)最常用的治疗方法为局部封闭治疗。一般均选择局麻药与长效皮质激素的组合,如得宝松 1mL 加普鲁卡因 2mL 痛点封闭治疗,注射深至骨膜,可隔 3～4 周 1 次,一般一年内不要超过 3 次。如注射正确,奏效明显。

5)疼痛明显时可配合口服止痛药。

(2)手术治疗

1)手术指征:经长期规范保守治疗(主要包括制动、理疗及局部封闭治疗)后,疼痛仍无法缓解并影响工作、生活。

2)手术时机：无明确限制，能达到要求术后制动即可。

3)手术目的、原理及方式：针对病因减轻伸肌总腱起点处的张力，清除损伤性炎症组织。

①环状韧带部分切除术（改良 Bosworth 手术）

a.局部浸润麻醉或臂丛麻醉。

b.切口：采用肘关节后外侧切口，经过肱骨外上髁，延伸肌总腱膜向远侧延伸至 6～7cm 长，在肱骨外上髁部切断伸肌总腱膜的纤维部分，从关节囊、外侧副韧带和环状韧带上分离。

c.部分切除关节囊和环状韧带：将前臂旋前、旋后，以确定桡骨小头和肱桡关节的位置。在肱桡关节远近两侧 0.5cm 处，各作一条相互平行的横切口，自前方环状韧带尺骨附着点处始向外、向后方延伸，绕至后侧环状韧带附着于尺骨处止。

d.用骨凿将外上髁切去 0.5cm 并锉平，然后将剥离的伸肌附着点重新缝合到外上髁的软组织上。

②Nirschl 手术

a.切口：自外上髁近侧 2.5cm 开始做一弧形切口向远侧延伸 6～7cm，切开伸肌总腱膜上的深筋膜并牵开。

b.操作：从外上髁到远侧的桡骨头锐性解剖桡侧腕长伸肌，从伸肌腱膜的前缘松解并牵开此肌肉，显露出桡侧腕短伸肌的起始部，检查短伸肌腱浅面的任何明显改变。锐性解剖松解桡侧腕短伸肌腱前面的起始部，直到髁上前缘，剥离整个肌腱的后面，切除所有纤维和肉芽组织。做一小的滑膜切开，探查关节的外侧部分。在外髁前面，用骨凿去除小块骨皮质。最后修补桡侧腕长伸肌和伸肌腱膜的连接部。

c.其他的术式：尚包括伸肌总腱肌皮微血管神经束切除术、网球肘经皮松解术（改良的 Baumgard 和 Schwartz 手术）等，具体操作步骤在此不再详述。

4)主要术中并发症的预防与处理：主要是术中显露时避免暴力牵拉损伤邻近的桡神经，并注意避免损伤肱骨外侧髁的关节面。

5)手术方式评价及选择

总体而言，绝大多数病例经保守治疗均可治愈，仅极少数病例需手术治疗，对此的文献总结亦少见，各单位可根据本身的条件选择上述术式予以开展。

（五）术前准备

1.入院后检查项目　血常规、凝血功能等常规术前检查。

2.术前专科准备事项　无须特殊准备。

(六)术后观察及处理

1.术后一般处理　局部渗血较多时可放置胶片引流。

2.术后专科处理　肘关节屈曲 90°,前臂中立位石膏托固定 2 周,以后逐渐主动锻炼。

3.术后并发症的观察与处理　主要观察患肢末梢血运、感觉,防止上肢骨筋膜室综合征。此外,还需注意压疮等石膏相关并发症。

(七)疗效评价

1.国际常用疗效评价标准介绍　主诉相对简单,治疗目的以止痛为主,故暂未见通用疗效评价标准。如有需要进行疗效评估,可使用常用的疼痛评分方法。

2.各种治疗方法的疗效　经有效制动后,相当部分患者疼痛已可获得缓解;配合封闭治疗,多数患者均疗效明显;手术病例少见。

(八)出院随访

1.出院带药　无特殊要求。

2.注意事项　诊断明确后均应尽量避免致伤动作。

3.复查项目及时间周期　确诊后应教育患者致伤病因及限制动作,疼痛缓解后仍需注意避免这些动作。可不必规定复查周期,疼痛复发即再次就诊。

4.随访规范化　暂未提出长期跟踪随访计划。

(九)预后评估

绝大多数患者预后良好。部分运动员因工作原因需使用封闭等止痛措施,待其运动生涯结束后疼痛也多可缓解。

第三节　腕关节疾病

一、月骨缺血性坏死

(一)概述

月骨缺血性坏死又称为月骨无菌性坏死,由于各种原因引起月骨的压力增高和血液供应障碍,导致月骨出现不同程度坏死。主要表现为腕部疼痛、僵硬和握力降低等,少数病例可出现腕管综合征的症状。

(二)诊断步骤

1.病史采集要点

(1)年龄:月骨缺血性坏死多见于青壮年。

(2)腕关节疼痛的特点:疼痛的部位,疼痛最初发生的时间和病程,疼痛是间歇性还是持续性,疼痛的严重程度,疼痛是否向前臂放射,疼痛与腕关节活动的关系以及是否休息后能够好转。

(3)腕关节是否出现肿胀:肿胀发生时间,持续时间,与疼痛的关系,能否自行消退。

(4)腕关节僵硬:发生时间,是否早晨严重,有无活动后减轻。

(5)握力降低:开始的时间,自我感觉握力降低的程度。

(6)有无过去或现在手腕部的外伤史。

(7)是否有系统性红斑狼疮、硬皮病、镰状细胞性贫血或长期服用激素史。

2.体格检查要点

(1)一般情况:全身情况是否良好。

(2)局部检查

1)外观:①关节是否有红肿。②大小鱼际肌或骨间肌是否有萎缩。③腕关节是否有畸形。

2)压痛的部位和程度:特别是腕背部月骨部位是否有压痛。

3)腕关节的活动情况:有无活动受限,尤其是背伸活动以及背伸时是否加重疼痛。

4)握力的检查:让患者握检查者的手,双侧对比。最好是用握力器检查。

3.辅助检查要点 主要是腕关节正侧位 X 线平片检查,如果高度怀疑,必须行 CT 或 MRI 检查。在疾病早期骨扫描可能显示月骨异常高浓度聚集。

(三)诊断对策

1.诊断要点 根据患者的病史、临床症状、体征及 X 线或 CT、MRI 所见,可以诊断。

(1)病史与症状:多发生于 15~40 岁从事重手工劳作的男性优势手,可有或无明显的外伤史,以腕痛为主要症状,疼痛呈持续性或间歇性,初期腕关节疼痛轻微,在活动时明显,休息时减轻。随着病程发展,疼痛加重并持续,并出现腕关节僵硬和手的握力降低。

(2)局部表现:初期检查可以显示正常。逐渐出现腕关节背部肿胀、月骨背部的压痛和腕关节的活动范围受限,特别是腕关节的背伸功能明显受限。

(3)X 线表现:腕关节的正侧位照片:典型的 X 线表现可能比症状晚 18 个月。典型表现为月骨的密度增加或有斑点现象,病变发展月骨失去高度,塌陷成压扁状。近排腕骨分离,出现舟状骨和三角骨向不同方向旋转:舟状骨向掌侧旋转,三角骨向背侧旋转。最后腕关节出现继发性骨性关节炎改变。

(4)CT 或 MRI 表现:在出现典型的 X 线表现之前,CT 或 MRI 能发现细微的月骨骨折。特别是 MRI 能发现月骨软骨下的炎症性改变和水肿。

2.临床类型　根据 X 线表现,分为 4 个阶段。

(1)第 Ⅰ 阶段:月骨有细小的线性或压缩性骨折,但月骨结构和密度正常。

(2)第 Ⅱ 阶段:月骨密度增加,没有月骨或腕骨塌陷。

(3)第 Ⅲ 阶段:月骨和(或)腕骨塌陷。

(4)第 Ⅳ 阶段:桡腕关节出现继发性关节炎改变。

3.鉴别诊断要点

(1)腕关节周围骨肿瘤:如桡骨远端骨巨细胞瘤、腕骨骨样骨瘤、桡尺骨远端骨肉瘤和腕部内生软骨瘤等,X 线检查可明确诊断。

(2)腕管综合征和腕尺管综合征:主要是出现正中神经或尺神经压迫损害表现,在相应神经支配区出现麻木、疼痛和肌肉萎缩等,而月骨缺血性坏死一般不会出现神经损害的表现。虽然少数病例在晚期可能出现腕管综合征的症状,但通过 X 线片,一般能发现月骨的病变,诊断不难。

(3)桡骨茎突狭窄性腱鞘炎和尺骨茎突狭窄性腱鞘炎:是腱鞘因机械性摩擦而引起的慢性无菌性炎症,临床表现为局部疼痛、压痛和关节活动受限等。根据局部疼痛和压痛的部位不同,没有 X 线表现,可以确定诊断。

(4)类风湿关节炎:类风湿关节炎为全身进行性关节损害,是一种慢性全身性结缔组织疾病,特点是多数关节呈对称性关节滑膜炎症,手腕部为最好发部位,因此要与之鉴别。根据其多发性、对称性以及病变发展出现的畸形可以鉴别,早期可以通过查有无贫血、血沉、类风湿因子和 X 线片与之鉴别。

(四)治疗对策

目前对于月骨缺血性坏死有多种治疗方法,从单纯的观察到复杂的外科重建手术,但还没有哪一种治疗计划被普遍接受成为标准。

1.保守治疗　早期以保守治疗为主,治疗方法很多,包括各种制动方法、局部封闭和物理治疗等。有学者认为石膏管型固定治疗月骨缺血性坏死可达到与手术治疗相同的远期效果。但更多的学者认为固定治疗满意率低,不能阻止月骨改变和腕骨的塌陷。但需要注意的是,月骨缺血性坏死病例 X 线表现的严重程度与临床症状并不平行,因此不能光凭 X 线来判断治疗效果。另外,保守治疗可能能够阻止疼痛症状的加重,但不大可能使疼痛症状消失。

2.手术治疗

(1)月骨摘除和关节成形术:适合于第Ⅲ阶段月骨缺血性坏死,月骨摘除后可用钛合金、丙烯酸(类)树脂、硅胶或生物组织等月骨替代物填塞。此方法可能减轻疼痛等症状,但不能阻止腕骨塌陷等病程进展。用硅胶等假体可能引起关节滑膜炎,而用自体肌腱或筋膜组织可防止此并发症发生。

(2)头状骨—钩骨融合术:目的在于使头状骨融合于钩骨,使头状骨和第三掌骨轴不向由于月骨塌陷而形成的缺损移动,减少对于月骨的压力和使月骨可能再血管化。报道能有效减轻疼痛和提高握力,适合于第Ⅲ阶段月骨缺血性坏死。

(3)舟状骨—大多角骨—小多角骨融合术:理论上能预防腕骨高度的缩短,报道其临床效果与月骨摘除手术近似。但有导致应力集中于桡舟关节的弊端,可能加速桡舟关节骨性关节炎的发生。

(4)头状骨缩短术:单独头状骨缩短或者同时结合头状骨-钩骨融合术,报道可以减少头状骨对于月骨的压力达66%,但同时舟状骨、大多角骨负荷增加150%。适合于第Ⅱ、第Ⅲ阶段月骨缺血性坏死,特别是伴尺骨阳性变异(尺骨长于桡骨)的病例。

(5)关节面矫平手术:包括桡骨短缩和尺骨延长手术,目前比较常用的是桡骨短缩手术,适用于伴有尺骨阴性变异(尺骨关节面低于桡骨关节面)的第Ⅱ~第Ⅲ阶段的月骨缺血性坏死病例,其生物力学机制是通过改变尺骨和月骨之间的关系来减少月骨的负荷。此手术的优越性是不干扰腕骨的结构,保留了月骨的结构和头骨—月骨关节。

(6)桡骨远端成角截骨矫形:基于发现月骨缺血性坏死病例的桡骨远端关节面相对于正常关节具有更大的尺偏角,通过减小桡骨远端关节面的尺偏角而减轻月骨负荷,从而治疗月骨缺血性坏死。适用于伴有尺骨中立位或阳性变异的第Ⅱ、第Ⅲ阶段的月骨缺血性坏死病例,但长期效果尚需要证实。

(7)桡尺骨干骺端减压术:据报道此手术能明显减轻疼痛,增加握力和改善运动功能,并且具有手术简单、不干扰桡尺远侧关节的特点。

(8)带血管骨瓣移植治疗月骨缺血性坏死:包括带血管蒂桡骨远端背侧骨瓣植骨、吻合血管的游离髂骨移植植骨和带血管蒂的豌豆骨替代月骨,此类手术术后需要用外固定架或克氏针固定舟状骨和头状骨2~3个月,用以减少月骨压力,利于月骨的再血管化过程。

(9)腕关节融合、近排腕骨切除和腕关节去神经术:对于月骨缺血性坏死第Ⅲ阶段末期、第Ⅳ阶段和用其他方法不能有效减轻症状的病例可考虑这些手术方法,特别是对于疼痛症状的治疗。

治疗方法的选择，主要根据疾病发展的阶段、尺骨变异的类型、病人的年龄与功能状态以及有无骨性关节炎来确定。对于尺骨中立位或尺骨阴性变异的第Ⅰ阶段到第Ⅲ阶段的月骨缺血性坏死，可以选择关节面的矫平手术，特别是桡骨缩短手术。对于尺骨阳性变异的月骨缺血性坏死，采用通过腕中关节手术的方法，如头状骨—钩骨融合术、舟状骨—大多角骨—小多角骨融合术或头状骨缩短术等。以上各方法都可以结合应用带血管骨瓣移植使月骨再血管化。对于第Ⅳ阶段月骨缺血性坏死，则考虑腕关节融合和近排腕骨切除等方法。

（五）疗效评价

根据腕部疼痛减轻的程度、握力和腕部活动范围的改善以及病人是否能够返回原来所从事的工作来评价治疗的效果。

（六）出院随访

不论是采用保守治疗还是手术治疗，都要 3 个月到半年复诊，观察疼痛、握力和腕关节活动范围并作好详细记录，并且复查 X 线片，最好是同一个医生跟踪随访。

二、腕管综合征

（一）概述

腕管综合征用来描述由于腕管内压力增高而使正中神经受到卡压而产生神经功能障碍的一组症候群。任何能引起腕管内各种结构体积增大或腕管容积减少造成腕管狭窄的因素都可使通过腕管的正中神经受到压迫而发生腕管综合征。腕管是上肢最常诊断为神经卡压的部位。

（二）诊断步骤

1.病史采集要点

（1）年龄和性别：好发年龄为 30～60 岁。女性的发病率是男性的 5 倍。

（2）职业：有无长期从事操纵振荡机器、腕关节屈曲工作（如打字员）、反复强力屈伸腕部或手指的职业等。

（3）主要症状：有无腕部以下正中神经支配区感觉异常和麻木、大鱼际部位疼痛、夜间或清晨疼痛加重，活动手腕后缓解，有无自觉拇指无力或动作不灵活等。

（4）有无现在或过去腕关节外伤的病史，特别是 Colles 骨折。

2.体格检查要点

（1）一般情况：有无妊娠、肥胖、糖尿病、甲状腺功能低下、淀粉样变性病等。

（2）局部检查

1）外观：①腕关节是否有红肿。②大鱼际肌是否有萎缩，特别是拇短展肌和拇对掌肌。③手指皮肤是否发亮和有无出汗。④腕关节掌侧是否有肿物，特别是屈伸手指时查看有无肿物出入腕管。

2）感觉功能检查：①检查桡侧三个半手指有无浅感觉功能减退。②检查手指的两点辨别觉：两点辨别觉小于 6mm 属正常，7～10mm 尚可，11mm 以上为差。③振动觉检查：256 频率音叉振动后置于指腹处，双手对比看有无差异。

3）运动功能检查：检查腕关节和手指活动情况，重点检查拇指的对掌功能和仔细检查拇短展肌和拇对掌肌有无肌力减退。

4）激发试验：①Phalan 试验：腕关节极度掌屈或极度背伸 1min，出现正中神经分布区感觉异常为阳性，敏感性高于特异性。②Tinel 征：轻轻叩击腕管区正中神经走行处，手指有刺痛感为阳性，特异性高于敏感性。③腕管压迫试验：屈腕同时压迫腕管处正中神经 30s，出现疼痛、麻木或感觉异常为阳性，特异性和敏感性都高。④止血带试验：上臂止血带充气至收缩压以上并持续 1min，出现拇指、食指或中指麻木者为阳性，特异性和敏感性都低。

3.辅助检查要点

（1）腕关节正侧位片了解腕管内有无骨性隆起。

（2）肌电图和正中神经传导速度测定。

（3）MRI 检查：能清楚显示腕管内的软组织结构。

（三）诊断对策

1.诊断要点　根据病史、临床症状和体征、辅助检查，本病诊断不困难。

（1）病史与症状：多见于 30～60 岁女性，初期发病为腕以下正中神经支配区的感觉异常、麻木和疼痛，呈间歇性。夜间发病和症状逐渐加重，有时疼痛可以放射至前臂甚至肩部，但感觉异常和麻木只限于腕部以下，随着病情加重，症状变为持续性，逐渐出现拇指无力和动作不灵活。

（2）局部表现：初期检查也许正常，但通过激发试验可以引出症状。随着病情发展逐渐出现感觉功能减退、振动觉变化和两点辨别觉减退、手指无汗、拇短展肌和拇对掌肌力减退等，严重者出现大鱼际部萎缩和对掌功能障碍，个别晚期病例出现手指发冷、皮肤变薄发亮、指甲增厚脱落，甚至局部出现水疱或溃疡等自主神经系统营养不良表现。

（3）辅助检查：X 线检查可以了解腕管综合征是否由于骨折脱位后的腕管形状改变引起，腕管内有无骨性突起等。电生理学检查如肌电图和神经传导功能的测定对诊断和鉴别诊断有帮助,但有一定的假阳性率和假阴性率。MRI有助于发现肌腱滑膜增厚、肌腱增粗、腕管内肿物(腱鞘囊肿和脂肪瘤等)等占位性病变以及指浅屈肌肌腹过低或蚓状肌肌腹过高而进入腕管等变异。

2.临床类型　根据正中神经受压后临床表现,腕管综合征可分为轻、中、重3度。

(1)轻度

①症状呈间歇性发作。

②激发试验阳性。

③振动觉检查呈超敏反应。

(2)中度

①振动觉减退。

②激发试验阳性。

③大鱼际肌肌力下降。

(3)重度

①持续感觉障碍。

②两点辨别觉差。

③大鱼际肌萎缩。

3.鉴别诊断要点　多数病例诊断不难,但有时需和以下疾病相鉴别。

(1)颈椎病:颈椎病多见于40岁以上男性,疼痛多以颈肩部为主,虽然神经根型颈椎病可出现前臂和手的放射性疼痛,但不会出现明显的腕以下正中神经支配区的感觉异常、麻木,且很少出现大鱼际肌萎缩。颈椎正侧位片可以确诊。

(2)胸廓出口综合征:可出现手及上肢酸痛、麻木、乏力及肌肉萎缩,疼痛沿$C_8 \sim T_1$支配区分布,麻木则分布于尺神经支配区,多伴有血管受压表现,即使单纯神经型,由于下干受压,其主要影响是尺神经和前臂内侧皮神经,不会单独出现正中神经支配区损伤表现。

(3)脊髓硬化症。

(4)多发性神经炎。

(5)进行性肌萎缩症:进行性肌萎缩症为下运动神经元病变,多发生于中年以上(50~70岁),只是肌肉呈进行性萎缩,从手—前臂—上臂,不会单独出现大鱼际肌萎缩,更不会出现感觉障碍的症状和体征,与腕管综合征容易鉴别。

(四)治疗对策

1.治疗原则　采取综合治疗,对于轻度或中度未治疗过的病人采用非手术治疗。对于保守治疗无效、症状严重的中重度病人和有明确占位性病变的腕管综合征患者采取手术治疗。

2.治疗方案

（1）非手术治疗

①夜间用石膏夹板或支具固定腕关节于中立位，白天日常活动时不固定。并口服非甾体类消炎镇痛药物。

②腕管内注射类固醇类药物：自腕部近侧腕横纹处掌长肌肌腱和桡侧腕屈肌肌腱之间斜向将针插入腕管内，注意勿将药物注入正中神经，否则有损伤神经可能。在所有类固醇类药物中，地塞米松相对安全，即使注入神经，也不会造成神经损伤。每次类固醇类药物 0.25～0.5mL 加入 2％利多卡因 2mL，每星期一次，1 个疗程 3～4 次。

（2）手术治疗

适应证：对于保守治疗症状不缓解的中重度病例和具有明确的占位性因素所导致的腕管综合征，应选择手术治疗。

禁忌证：全身情况较差不能耐受手术，出血性疾病，局部感染。

①腕管切开松解术：其作用是切开腕横韧带，减少腕管内压力，从而解除对正中神经的压迫。手术时应用止血带，保证切口内干净清晰。手术切口沿大鱼肌纹尺侧 6mm 作与大鱼肌纹平行切口，近端达腕掌横纹，如需要向近侧延长，需向尺侧做"Z"型切口，避免与腕掌横纹垂直。分离皮下组织时注意保护正中神经掌浅支和在切口远端可能出现的尺神经皮下交通支。由于正中神经返支存在变异，切开腕横韧带时一定要在直视保护正中神经情况下沿腕横韧带尺侧缘切开，避免损伤正中神经及其返支。切开必须彻底，否则影响手术效果。切开后探查腕管内结构，如有占位性病变，做相应处理。手术完毕，放松止血带，双极电凝止血，根据情况放置引流条。大量棉垫加压包扎。

②内镜下腕管切开术：有 Chow 的双切口法和 Agee 的单切口法。具有切口小，手术瘢痕少的特点。都需要特殊的手术器械，需要手术者首先在尸体上获得熟练的手术技巧。适用于腕管内没有占位性病变的腕管综合征患者。内镜下腕管切开术有医源性正中神经损伤发生率高、观察不清、不能分辨神经变异、切开可能不完全和价格昂贵等缺点。

无论是腕管切开松解还是内镜下腕管切开术，手术中都必须保证手术野清晰，直视下保护正中神经，以免造成医源性正中神经损伤。

（五）术前准备

术前常规检查，无须特殊准备。

（六）术后观察及处理

1.腕管切开松解术　术后注意观察患肢末梢血运,抬高患肢利于静脉回流和减轻肿胀。术后 2d 移除大量棉垫,如有引流条一并拔除,换用少量纱布保护伤口,开始白天活动腕和手指,夜晚用石膏或支具固定腕关节于中立位。手术后12～14d拆除伤口缝线。术后第 2 个月开始部分阻力下活动腕关节,术后第 3 个月开始完全正常活动。

2.内镜下腕管切开术　术后 10～12d 拆线,手术后就开始活动腕和手指,术后2～3 周开始部分阻力下活动腕关节,术后 4～6 周开始完全正常活动。

（七）疗效评价

优:症状消失,返回日常生活和工作。良:残留部分症状,日常生活和工作不受影响。差:症状消除不明显,影响日常生活和工作。

（八）出院随访

注意观察症状缓解的程度,以及感觉和运动功能的恢复情况及时间。

（九）预后评估

50％优,30％良好。腱鞘滑膜炎、瘢痕挛缩、腕横韧带切除不彻底以及可能切断神经束与术后效果欠佳或症状复发有关。

参考文献

[1]霍存举.骨科疾病临床诊疗技术[M].北京:中国医药科技出版社,2016.

[2]公茂琪,蒋协远.创伤骨科[M].北京:中国医药科技出版社,2013.

[3]周君琳,刘清和,许猛子.骨折与关节损伤[M].北京:化学工业出版社,2012.

[4]侯海斌.骨科常见病诊疗手册[M].北京:人民军医出版社,2014.

[5]陈安民,李锋.骨科疾病诊疗指南[M].北京:科学出版社,2013.

[6]胥少汀.实用骨科学[M].北京:人民军医出版社,2012.

[7]侯树勋.骨科学[M].北京:人民卫生出版社,2015.

[8]宁志杰,孙磊,李长勤.骨科临床检查诊断学[M].北京:人民军医出版社,2013.

[9]雒永生.现代实用临床骨科疾病学[M].西安:西安交通大学出版社,2014.

[10]张鑫,李慧娟,周亮,等.骨科术后感染临床治疗分析[J].实用药物与临床,
    2016,01:58-61.

[11]刘智.骨盆骨折救治的策略及展望[J].中国骨伤,2015,28(5):389-391.

[12]胡南松,胡志彦,吕伟胜,等.创伤部位对四肢骨折术后感染患者病原菌及耐药
    性的影响[J].中华医院感染学杂志,2017,27(6):1329-1332.

[13]叶博闻,王秋根.骨盆骨折流行病学研究进展[J].中华全科医学,2014,12(1):
    119-121+141.

[14]张英泽,李明.骨盆骨折诊断与治疗的重要性[J].中国骨伤,2011,24(2):95-98.

[15]田旭,郭强,东靖明.肩锁关节脱位的治疗进展[J].中国矫形外科杂志,2015,23
    (24):2252-2254.